台北市中藥養生推廣聯盟素食藥膳講師 **陳國津** 編著

人人著迷的
樂活養生素

自然、無毒、零負擔的素食新煮張

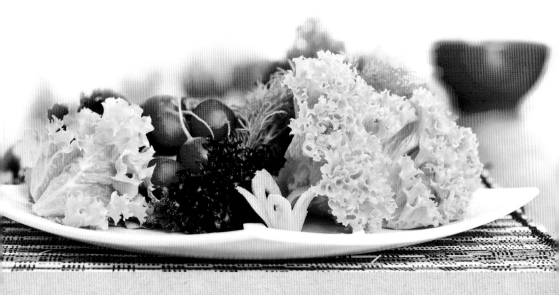

無肉不吃者，你還有更多選擇，
這樣吃，也能當挑嘴的素食饕客！

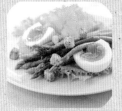
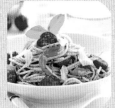
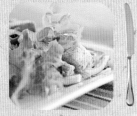

Everyone Can
Be a LOHAS Vegetarian

作者序

吃素，是最自然的養生法

　　我雖然不是長年茹素者，但是我很喜歡吃完素食後，身體帶給我的感受，沒有昏昏欲睡、腸胃脹氣的困擾，所以每當我感覺身體缺乏元氣、需要補充能量時，我會選擇在三餐的其中一餐吃素，或是在一週的某一天吃素，以恢復身體機能。

　　尤其是當我參加短期出家以及慈濟證嚴法師所發起的拜「慈悲三昧水懺」法會108天素食體驗時發現素食好處真的很多，不僅令人精神清爽、體力變好且記憶增強，那種舒適感覺是筆墨難以形容。

　　吃素其實是一種生活態度，因為一個人的飲食型態絕對和疾病的發生大有關聯，你現在擁有的身體健康與飲食習慣，其實和過去與未來的人生息息相關。以往提到吃素，大部分的人都會聯想到吃齋的出家人，然而，素食已不再侷限於宗教素食，隨著全球樂活飲食的提倡，吃素的人口逐漸增加。

　　若是不改善飲食習慣，餐餐大魚大肉，將會造成潛藏的慢性疾病因子，導致各種慢性疾病，因此我將在本書提供讀者吃素的健康養生法。

　　一般來說，吃素雖然有好處，但許多素食者卻忽略食材多樣化的重

要性，我希望提倡「素得很健康」這項觀念，讓葷食者在飲食中，能加重素食的比例，使其吃下肚的食材，發揮最大的功效，以改變飲食型態來增進健康。

我將會在Part2的部分，教讀者以美味素食來調理身體。例如：引發手腳冰冷的原因有血壓過低、營養不均衡、身體代謝能力降低等症狀，此時我會建議患者多吃青椒和薑。

因為青椒含有豐富的維生素與β-胡蘿蔔素，能夠促進血液循環，有助於改善手腳冰冷的症狀。而薑含有薑油酮以及薑辣素，能使血管活絡暢通，有助於溫暖身體。

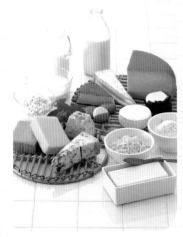

我除了提倡「素得很健康」這項觀念之外，在Part3的部分，也根據營養數據，挑選出幾道營養又健康的養生食譜，希望能協助讀者從不同的膳食中調理身體，讓不同的飲食主義者都為素食而著迷。

台北市中藥養生推廣聯盟素食藥膳講師　陳國津

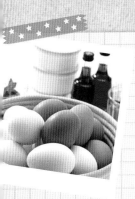

目　　　　　　　錄
contents

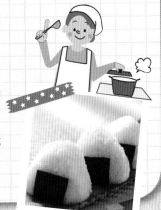

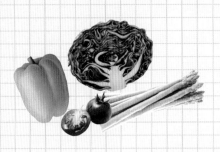
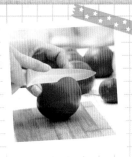

附錄 找到你的素食良伴

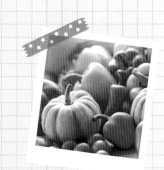
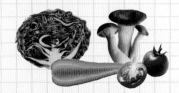
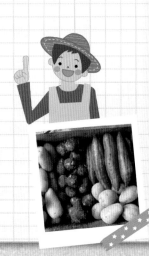

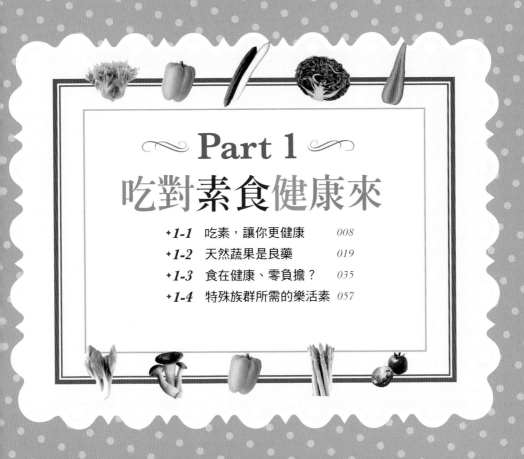

Part 1
吃對素食健康來

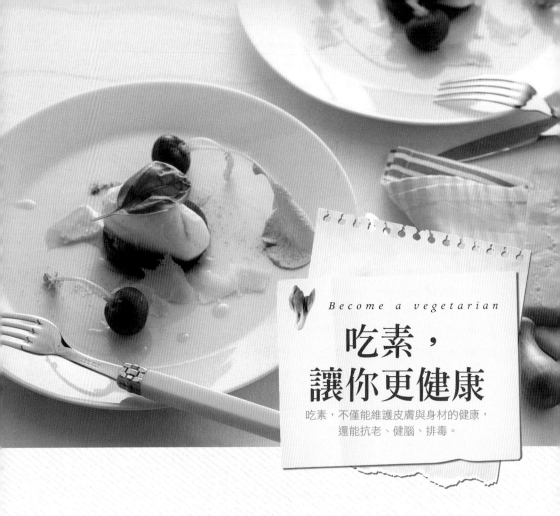

吃素，
讓你更健康

吃素，不僅能維護皮膚與身材的健康，
還能抗老、健腦、排毒。

　　長久以來，人們被言論教育著：「多吃肉，才有體力！」而你是否懷疑過這句話的含義？事實上，蛋、肉、魚類等食物提供了蛋白質、脂肪、維生素與礦物質，其中以蛋白質為最大宗；蛋白質可供應人體所需的各種必需胺基酸，對於人體的細胞、組織、肌肉的合成與活動，是不可或缺的營養成分。

　　來自於動物的蛋白質，被稱為「動物性蛋白質」；來自於植物的蛋白質則被稱為「植物性蛋白質」。由於人類是動物，因此較容易轉化動物性蛋白

質作為人體所需，且動物性蛋白質富含身體
所有的必需胺基酸，故動物性蛋白質長期被
科學家視為「優良蛋白質」。

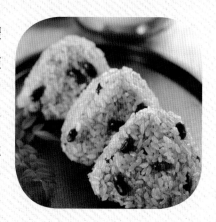

　　「既然如此，攝取越多的動物性蛋白質
不是越好嗎？」如果你抱持這種想法，可就
大錯特錯了！動物性蛋白質固然對人體有
益，然而錯誤的飲食習慣讓現代人攝取過多
的蛋白質，人人都是蛋白質過量的「蛋白質男女」；而大量的肉食亦對
現代人的身體健康造成莫大的危害！因此，本章節將回歸飲食的基本
面，著重在主食、蛋白質、蔬果、脂肪與奶類食物的適當比例，並重建
正確的飲食觀念與習慣，以抵禦各種因為大量肉食而引起的文明病。

 ## 你是蛋白質男女嗎？

　　「小王，你這兩天吃了哪些東西？」

　　「昨天的早餐是豬肉漢堡加蛋與熱奶茶，午餐是雞腿便當，下午吃
了同事請的肉包子，晚餐幫朋友慶生而去吃日式燒肉；今天早餐吃了火
腿三明治與熱咖啡，午餐是豬排便當，下午茶是團購的生煎包，晚餐吃
了豬肉韭菜水餃和一碗貢丸湯……」

　　以上的對話內容是否令你感到耳熟能詳呢？你是否也經常如此打發
一日三餐？

　　西方國家有句諺語：「You are what you eat.」意即「吃什麼，像什
麼。」由此可知，飲食不僅是生活的主要樂趣之一，更是攸關身體健康
的重要因素；然而現代人生活繁忙，往往沒空打理三餐，每天仰賴外面

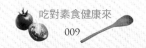

的店家，只求吃得飽、吃得快速方便，幾乎無法顧及「吃得健康」，更無暇省思自己的飲食習慣。我列出了以下檢測表，供讀者測驗。

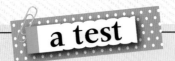

蛋白質男女測測看

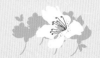

　　你的飲食習慣健康嗎？透過下列的檢測表，測驗看看你是否為飲食觀念錯誤的「蛋白質男女」！

□ 我從來不記錄每天的三餐飲食內容。

□ 我很少達到「每天吃五種蔬菜水果」的目標。

□ 我不知道「一隻雞腿」等於「兩份」標準的「蛋白質攝取量」。

□ 我每週外食的次數超過五次。

□ 我每週至少會去速食店一次。

□ 我為了減肥不吃澱粉類，只吃肉與菜，以減少攝取的熱量。

□ 只要一餐不吃肉，我就覺得沒有飽足感。

□ 我不知道衛生署建議成人每天至少攝取四份蛋豆魚肉類食物。

□ 我每週都會吃一次炸雞、鹽酥雞等食物。

□ 我相信肉吃得不夠多，會沒有體力。

□ 聽說某名模因為只吃肉、不吃澱粉而瘦身成功，我也想試試看！

　　如果讀者勾選的項目超過3個，你得要小心了，因為你的飲食習慣相當不正確，恐怕屬於危害健康的「蛋白質男女」！

你或許聽過「蛋白質女孩」，但你應該不知道何謂「蛋白質男女」？「蛋白質女孩」一詞由作家王文華先生所創造，意指「沒有亮麗的外表，個性卻很好的女孩」。

然而，「蛋白質男女」運用在飲食習慣上，並非正面的名詞。「蛋白質男女」是指在飲食中攝取過多蛋白質的紅男綠女。

現今忙碌的工作與生活節奏，讓大多數的人變成「老外」，一天三餐經常在外解決；大量的交際應酬，促使「大碗喝酒、大口吃肉」成為許多人的例行公事。一般來說，「蛋白質男女」的飲食特徵為精製化、大量化，並以肉食為主，米麵主食和青菜水果的攝取量與比重偏低。不過前述的飲食習慣將會導致健康出問題。

麥當勞與全國營養師公會曾經進行一項「外食人口飲食習慣調查」，調查顯示，大約近4成的受訪者每天食用超過5份肉類，更有1成的受訪者每天攝取超過10份肉類，由此可知，「蛋白質男女」並不在少數。

「一份肉類是多少？成年人一天應該攝取多少份肉類？」以最粗淺的定義、不考慮個別差異而言，可參考衛生署對國人飲食的建議，一般成年人每天應攝取4份「蛋豆魚肉類」，作為主要的蛋白質來源。

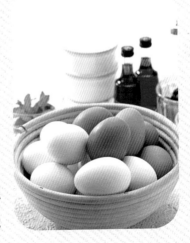

一份「蛋豆魚肉類」是多少呢？答案可能低於你的想像──它相當於「雞蛋1顆、豆腐1塊、魚類1兩、肉類1兩」，也就是2塊五香豆乾、草蝦1尾、小魚乾10公克、肉鬆2湯匙、半根去骨棒棒腿。

養生素筆記

蛋白質，算算看！

一個雞腿便當包含了1支棒棒腿、2塊豆乾、1顆滷蛋，這樣大約是多少份「蛋豆魚肉類」呢？

1支棒棒腿等於2份「蛋豆魚肉類」，2塊豆乾、1顆滷蛋也等於一份「蛋豆魚肉類」。

整體而言，一個雞腿便當包含了4份「蛋豆魚肉類」，大概接近一個人一天所需要的4份「蛋豆魚肉類」食物含量！

如果你像小王一樣，早餐吃豬肉漢堡加蛋，晚餐再吃日式燒肉，一整天所攝取的蛋白質就是每天所需量的好幾倍！

 ## 蛋白質男女，哪裡有問題？

過多蛋白質，血液呈酸性！

當蛋白質攝取量超過人體所需時，並不會儲存在體內待來日使用，而是轉換為脂肪，儲存在肝臟和脂肪組織裡。

人體在代謝與轉換蛋白質的作用中，會產生尿素，並由腎臟負責排出體外；因此，攝取過多的蛋白質，將會加重腎臟負擔，容易導致腎臟疾病。除此之外，血液中含有過多的胺基酸時，會促使血液趨近於酸

性；為了讓血液達到酸鹼平衡的狀態，骨骼與牙齒的鈣質將會大量釋出而流失，甚至引起骨質疏鬆症！

蛋白質、脂肪、膽固醇，危害健康！

一般來說，肉食的烹調法多為油炸、煎炒，再加上肉類本身就含有脂肪，例如：人人愛吃的霜降牛肉、五花肉，都含有大量的脂肪。此外，肉類、動物內臟、動物油脂，也含有高量的膽固醇，因此，攝取過量的肉食等同吃進了過量的脂肪與膽固醇；而攝取過量的脂肪與膽固醇，就會造成心血管疾病、癌症等病症，危害甚鉅。

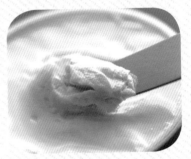

肉食品質，沒人敢保證！

肉食本身是無害的，然而，過量的肉食、油膩的烹調方式，已對現代人的健康造成危害。除此之外，由於人們對肉食的需求量漸增，部分畜牧業者以違反自然原則的方法飼養畜隻，管理方式失當，某些業者甚至在肉品內施加瘦肉精，以茲銷售等情況，使得禽流感、狂牛症、口蹄疫等恐怖的人畜共通疾病肆虐為害；每當媒體出現疫情報導時，總讓人們不敢食用雞、鴨、牛與豬肉，並對肉品來源感到疑慮不安。

植物性蛋白質，不輸動物性蛋白質

「雖然肉食生活問題多，但是光吃植物性蛋白質，營養夠嗎？」

美國飲食協會（ADA）在一份關於蛋白質的報告中指出：「如果素食能多樣化並滿足熱量所需，那麼僅食用植物性蛋白質即可提供人體足夠的胺基酸。」報告並指出，如果以PDCAAS（Protein Digestibility

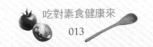

Corrected Amino Acid Score，蛋白質消化率校正之胺基酸分數，是以蛋白質種類、含量、蛋白質消化率、能否提供必需胺基酸等指標作為衡量標準）來評斷蛋白質食物來源的優劣時，從豆類萃取出來的大豆分離蛋白能提供與動物性蛋白同等級的蛋白質。

由此可知，植物性蛋白質的營養價值並不遜於動物性蛋白質，如果再搭配蛋與奶類食物，同時均衡地攝取多樣化的食物，其實不需要擔憂蛋白質攝取不足與品質的問題！

無肉不食者，變身蔬食新世代

針對現代人肉食過量、烹調方法太油膩、肉品品質堪慮等飲食困擾，哈佛大學公共衛生學院倡導了五大健康指南，其中一項是「以蔬食為主的飲食」，建議人們食用全穀類、蔬菜水果與健康的植物油。

蔬食新世代，吃什麼？

本書為改善人們飲食不當的弊病，提倡食用大量且多樣化的蔬食，並將衛生署建議的成人均衡飲食建議量表中的食材來源替換為蔬食，歸納出新的飲食指標，稱之為「六五四二，全面蔬食」運動：

「六」是指每天三到六份五穀根莖類食物。

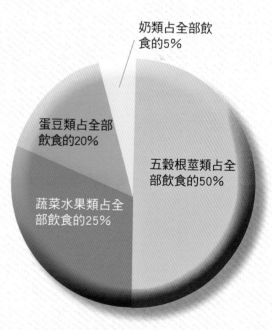

奶類占全部飲食的5%

蛋豆類占全部飲食的20%

蔬菜水果類占全部飲食的25%

五穀根莖類占全部飲食的50%

「五」是指每天五份蔬菜水果類食物。

「四」是指每天四份蛋豆類食物。

「二」是指每天一至二份奶類食物。

不過，一份究竟是包含了多少食物量呢？

六五四二，全面蔬食

類　別	份　量	每份單位說明
五穀根莖類	3~6份 *米飯1碗 *稀飯2碗 *吐司4片 *中型饅頭1個	200公克
蔬菜水果類	5份 *中型水果如橘子、蘋果1個 *蔬菜1碟	100公克
蛋豆類	4份 *豆腐1塊 *豆乾2塊 *蛋1個 *豆漿240毫升	100公克
奶類	1~2份 *牛奶240毫升 *乳酪1片	固體奶製品為30公克

回歸基本面，重視正確的食物比例

　　從上表中可以發現，一天飲食最大宗為五穀根莖類，也就是我們所謂的主食。因此，「六五四二，全面蔬食」的新飲食觀念並非吃青菜水果為主，而是強調以正確的飲食比例，提高蔬菜水果的比重，改攝取蛋類與豆類作為蛋白質來源。

茹素方式大不同！

　　傳統的茹素方式有很多種，包括全素、蛋素、奶素、蛋奶素、植物五辛素、方便素……等，五花八門的名詞讓人感到混亂，就讓我們一起來仔細釐清這些茹素類型的定義吧！

1. 植物五辛素：只吃植物、蔬食（含五辛）。

　　只吃植物類，包括蔥、韭菜、洋蔥、蒜、薤（蕗蕎）等五辛，這一類的素食者以外國人居多，他們完全不吃所有動物性的肉類，以及蛋奶製品、乳酪製品。

2. 蛋奶素：吃植物、蛋、奶類。

　　吃植物類素食，其中包括蛋類與奶類食物、乳製品食物，但不吃所有的肉類食物和五辛類食物。

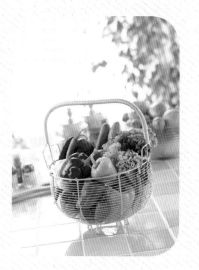

3. 蛋素：吃植物、蛋。

　　除了吃植物類食物外，也會吃蛋類食物，但是不吃奶類食物與五辛等，一般採用這種吃素方式的民族以東方國家居多。

4.奶素：吃植物、奶類（含五辛）。

　　吃植物類食物，並吃奶類食物與乳製品，不吃蛋類、酒類與所有肉類食物，但吃五辛食物，這類素食派別以東南亞國家居多，像是印度。

5.方便素：不嚴格限定所吃種類。

　　不受限於植物五辛素、蛋素、蛋奶素、奶素等四種範圍，盡可能維持素食，若有葷素雜煮的菜色時，只食用植物類食物，類似鍋邊素、肉邊素。

6.半素食：吃少部分肉類。

　　大部分的時候食用素食，但會攝取少部分肉類食物。

樂活素食分類表

食物類別 茹素類型	純植物性食物	五辛	蛋	奶
植物五辛素	☆	☆		
蛋素	☆		☆	
奶素	☆	☆		☆
蛋奶素	☆		☆	☆
半素食	☆	☆	☆	☆
方便素	不受限於純粹素食，在生活中盡可能維持素食習慣。			

註：☆符號代表可食用該類別的食物。

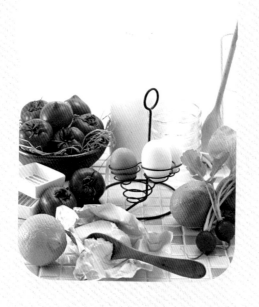

本書所倡導的「六五四二、全面蔬食」飲食方法，此種方法之食材來源的定義和蛋奶素相同，其中包括純植物性食物、植物再製品、蛋、奶類，不忌諱食用五辛；不同的是，除了主張食材來源以植物為主以外，更著重正確的食物攝取比例。

養生素筆記

五辛是什麼？

五辛是指「蔥、蒜、韭、薤及興渠」。「蔥」包括青蔥與紅蔥；「蒜」包括大蒜與蒜苗；「韭」包含韭菜、韭黃與韭菜花；「薤」又名蕗蕎、蕎頭，是一種外觀近似於大蒜的野菜；「興渠」則是指洋蔥。

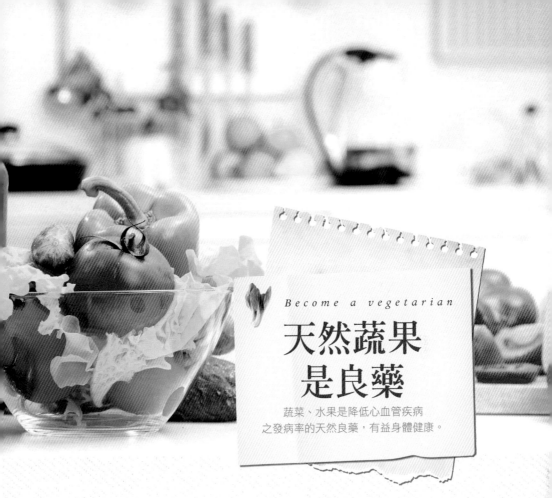

Become a vegetarian

天然蔬果
是良藥

蔬菜、水果是降低心血管疾病
之發病率的天然良藥，有益身體健康。

在前一章節當中，了解大量肉食可能帶來的害處，以及「六五四二，全面蔬食」的基本概念後，接下來，我要為讀者詳細介紹「吃素」，可以為你帶來什麼益處。

蔬食的好處是說不盡的，最主要的就是能協助你遠離心血管與腸道疾病，並且達到美容養生的效果，同時維持健康與活力。

本章節將探討心血管與腸道疾病等文明病的主要成因，並說明正確的飲食習慣、以蔬食取代大量肉食，為何能預防這些文明疾病；甚至更針對女性最在乎的美容、美白、保養等議題，探討大量蔬食的飲食習慣

如何由內而外達成美顏保養等效果。

　　此外，食肉的口腹之欲，促使環境的負擔龐大，甚至引發嚴重的汙染；如果每個人都毫無節制地大口吃肉，未來將會賠上地球的健康。唯有降低肉食需求量，提高蔬食比例，才是利人又利己的生活方式。假如

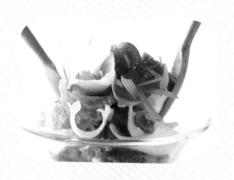

你一時之間無法履行全面蔬食的飲食生活，不必太過急躁，只要採用「一天一餐素」或是「一週一天素」，都能協助你在大魚大肉的生活中讓身體稍作休息，並補充足夠的蔬食，長久下來對健康將有很大的助益喔！

蔬食好處多：預防心血管疾病

　　「公司的業務部經理，才40歲就中風了！」

　　「聽說總裁是肉食主義者，他的痛風症狀經常干擾他的生活。」

　　「我的堂姐事業有成，可能是因為壓力大，患有高血壓。」

　　「健檢報告出來了！我的三酸甘油脂數值過高，這代表什麼呢？」

　　近幾年來，台灣人的10大死因排行榜中，肥胖直接或間接引發的疾病所造成的死因就有六項，包括惡性腫瘤、心臟疾病、心血管疾病、糖尿病、高血壓性疾病、腎臟病變等。

什麼是心血管疾病？

　　心血管疾病泛指心臟、血管方面的疾病，一般多與動脈硬化有關，其罪魁禍首就是在血液中過量的「低密度脂蛋白（LDL）膽固醇」，它

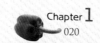

負責從肝臟與小腸運送膽固醇及三酸甘油脂至有需要的細胞及組織；一旦血液中的「低密度脂蛋白（LDL）膽固醇」過量，就表示體內的膽固醇與三酸甘油脂的數量過多，將會造成身體嚴重的傷害！

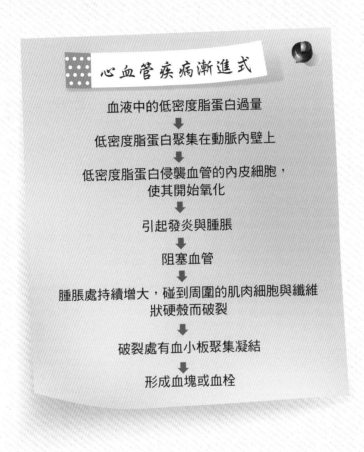

心血管疾病漸進式

血液中的低密度脂蛋白過量
↓
低密度脂蛋白聚集在動脈內壁上
↓
低密度脂蛋白侵襲血管的內皮細胞，
使其開始氧化
↓
引起發炎與腫脹
↓
阻塞血管
↓
腫脹處持續增大，碰到周圍的肌肉細胞與纖維
狀硬殼而破裂
↓
破裂處有血小板聚集凝結
↓
形成血塊或血栓

　　若是血管中的血栓或血塊過大，將會阻塞血液流通，假如在腦血管會導致中風，而在心臟的血管則會造成心肌梗塞，使得心肌缺氧壞死。

　　人體內含有「高密度脂蛋白（HDL）膽固醇」，其作用與「低密度脂蛋白（LDL）膽固醇」相反，可以從動脈硬化塊和動脈中移除膽固

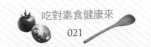

醇，並且把膽固醇送回肝臟，再利用膽固醇。如果你的血液中含有高濃度的「高密度脂蛋白（HDL）膽固醇」，將有益於抑制心血管疾病。

因此，如果你的健康檢查報告出現了「低密度脂蛋白（LDL）膽固醇過高」而「高密度脂蛋白（HDL）膽固醇過低」等數據時，小心！心血管疾病正在向你招手！

吃什麼，造成心血管疾病？

了解心血管疾病的成因以後便能明白，促使心血管疾病的飲食方式為，攝取太多「低密度脂蛋白（LDL）膽固醇」，進而降低「高密度脂蛋白（HDL）膽固醇」。

舉例來說，造成「低密度脂蛋白（LDL）膽固醇過高」的飲食包括：過多的飽和脂肪、反式脂肪酸、膽固醇、熱量。

而除了飲食以外，生活節奏緊張、壓力、抽菸、喝酒、運動不足等，也會導致心血管疾病。

吃什麼，遠離心血管疾病？

能夠降低「低密度脂蛋白（LDL）膽固醇」，並提高「高密度脂蛋白（HDL）膽固醇」的飲食，也就是遠離心血管疾病的飲食方式。

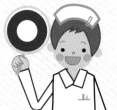

如果想要遠離心血管疾病，除了降低膽固醇的攝取量，還要節制油脂的總攝取量與品質，像是含有Omega-3不飽和脂肪酸的油脂，可以降低血液中的三酸甘油脂，更有抗血栓、減少血液黏稠度、預防發炎的功效。

此外，均衡攝取不同種類的營養素，才能確實保護身體健康，避免心血管系統出現病變！

1.食用足夠的水溶性膳食纖維

食物纖維不僅可以干擾膽固醇的吸收，還可以結合膽酸及膽鹽，一起排出體外。因為人體為了平衡膽酸濃度，會在肝臟內將膽固醇轉化為膽酸，所以大量攝取纖維食物，能降低血液中的膽固醇含量。

2.攝取足夠的抗氧化成分

舉例來說，維生素E可預防血管內皮細胞氧化，維生素C可預防血脂過氧化，而植物中所富含的β-胡蘿蔔素、異黃酮素、茄紅素也都具有程度不一的抗氧化功效。

3.攝取足夠的營養素

葉酸、維生素B6、維生素B12能夠降低血管損傷；而足量的不飽和脂肪酸（黃豆油、堅果），可以減少血栓的生成。

4.攝取足量的黃豆蛋白、異黃酮素

在消化過程中，黃豆蛋白可結合膽固醇並排出體外，異黃酮素還能降低「低密度脂蛋白（LDL）膽固醇」，因此兩者皆被視為協助人們降低膽固醇、遠離心血管疾病的優質營養成分。

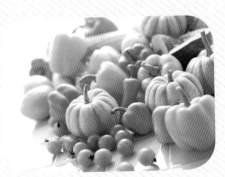

一般來說，動物性飲食含有飽和脂肪酸與膽固醇，但是飽和脂肪酸會刺激肝臟製造膽固醇，導致人體中的膽固醇濃度上升，而膽固醇沉積也會

造成血管失去彈性，提高中風發生的機率；反觀植物性油脂不含膽固醇，故攝取植物油可以有效防止動脈硬化的發生，因為其所含的不飽和脂肪酸，有助於降低血液中總膽固醇含量，並能間接預防高血壓與心血管疾病。此外，蔬菜水果中不含任何飽和脂肪酸和膽固醇，而水溶性膳食纖維、維生素B群、維生素C、維生素E、黃豆蛋白質，都是來自於蔬果、豆類、五穀根莖類食材，由此可知，素食者只要烹調方式得當，較不容易罹患心血管疾病。

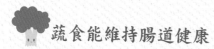 ## 蔬食能維持腸道健康

「我得了痔瘡，但我沒有像美美一樣整天坐在椅子上，到底為什麼會得痔瘡呢？」

「我已經便祕一星期了，而且肚子變得好大，感覺吃進去的東西都沒有消化，全部囤積在體內！」

都市的生活壓力大，幾乎人人都有便祕的困擾，而且它是久坐的上班族常見卻羞於說出口的問題，雖然無法稱之為疾病，它卻是腸道健康的警示燈！

腸道問題面面觀

「便祕」、「痔瘡」與「大腸息肉」是常見的腸道問題。

「便祕」指的是大腸排便次數減少、排便困難的狀況。每個人由於體質、身體狀況等差異，彼此的排便間隔差很多，從一日數次至兩三日一

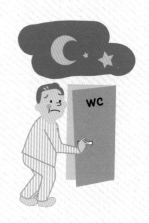

次不等，如果超過三天，並且排便困難，多半是患有便祕。便祕的症狀是糞便硬化，聚積在結腸內，移動緩慢，或是滯留在直腸內，糞便中未消化物質會腐敗、發酵並產生毒素，經由循環作用運送到全身。

「痔瘡」為「肛腸痔瘻病」的俗稱，直腸末端和肛門管皮下的靜脈血管叢因長期且頻繁的便祕，而發生擴大曲張，形成腫塊，引起疼痛、出血、異味等狀況，非常擾人且不易根治。

「大腸息肉」則是指在大腸黏膜上隆起的突起物。便祕、糞便硬化時，人們為了排便而用力，增加大腸內的壓力，使大腸黏膜沿著血管形成突起；一旦形成大腸息肉，將會導致藏汙納垢的小型障壁，讓糞便滯留在腸道內，造成細菌滋生，未來可能引發癌化病變。

腸道問題，吃什麼而來？

大腸可說是消化道的終點站，腸道問題與飲食更是息息相關、密不可分。造成腸道問題的飲食有兩大特色：「肉食過多」且「膳食纖維攝取量不足」。

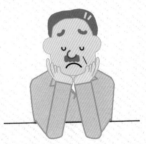

肉類本身的營養成分高，但是纖維含量少，經過消化吸收後，只能產生少量的糞便。在排便的過程中，如果糞便少，為了排出這些糞便，腸子只好反覆且用力地蠕動，長期下來導致腸道肌肉變得肥、厚、短；由於排便不易，滯留的糞便也容易產生毒素，繼而循環至全身。

有鑑於此，長期且大量地食用高蛋白肉類食物，再加上膳食纖維攝取過少，腸道健康就會亮紅燈。

腸道問題，靠膳食纖維解決

膳食纖維是形成植物細胞壁、細胞間質的物質，不會被人體消化吸收，同時也是形成糞便的主要物質。膳食纖維共有兩種，分為「水溶性膳食纖維」，與「非水溶性膳食纖維」，兩種皆能增加糞便量、軟化糞便、促進腸道蠕動，所以能縮短糞便通過腸道的時間，進而預防便祕與痔瘡。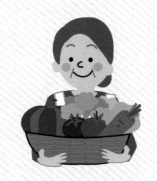

除此之外，足量的膳食纖維可以增加糞便的體積，降低排便時大腸所承受的壓力，對於預防與治療大腸息肉都很有幫助。而膳食纖維除了促進排便，還能增加腸道益菌數量，降低壞菌數量，預防各種與腸道相關的疾病。

素食中的五穀雜糧、蔬菜、水果中，含有大量的膳食纖維，但是膳食纖維不存在於任何肉類食物中。

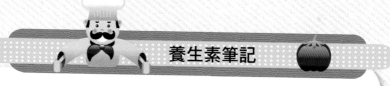

養生素筆記

吃素，排出體內毒素

無法代謝或排泄的毒素，不僅會傷害內臟器官，同時也會導致身體的免疫力下降，便容易罹患各種慢性疾病。而常吃蔬食者可以協助體內排出毒素，從內部而言，可以淨化體質；從外部而言，可以改變身形，消除贅肉與小腹。

通常膳食纖維來自於未精製的五穀雜糧、蔬果、蒟蒻，故多攝取素食，有利於促進腸道蠕動，幫助清除宿便，防止毒素在腸道中滋生，因此，素食者若能飲用充足的水分，通常不容易出現腸道相關問題。

蔬食讓你變身後天美女

養顏美容、雕塑身材是許多女性最關心的話題，因為大家都希望吃得飽、吃得美味，還可以吃出苗條身材、美麗肌膚，故花費大筆金錢在保養品與化妝品，一旦聽說吃這個可以瘦身、吃那個可以美白，就會一窩蜂地大量食用該類產品或藥品，往往因為誤信廣告效果，買到不適用的美容食品、藥品，造成花錢卻傷身的後果。

事實上，苗條健美的身段、光澤透亮的肌膚是身體健康的副產品，若能追求健康通常距離美麗外表也不遠了；如果為了更加苗條而採取非常手段，一旦賠上了身體健康，將無法保持美麗。

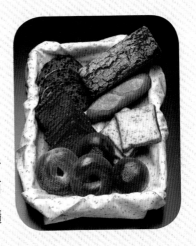

均衡足量地攝取蔬食，搭配正常的作息與適量的運動，健康又美麗其實非夢事！而這樣的美麗，才是長久、健康，且不容易隨著時間消逝的永久之道。

蔬食有助控制體重

肥胖已經成為世界性的現象，因為大多數的現代人都有肥胖的問題，而肥胖通常與攝取食物相關。簡單地說，當身體所攝取的熱量，遠

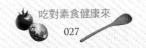

高於消耗的熱量時，多餘的熱量就會囤積在身體內部，形成皮下脂肪或內臟脂肪，導致人體身形逐漸往橫向發展。

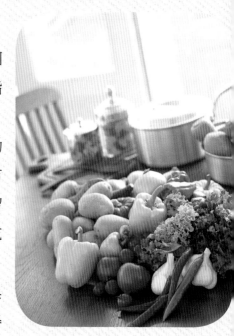

若你希望減輕體重，必須使攝入的熱量低於消耗的熱量，蔬食中通常含有大量的膳食纖維，可使食物在胃部停留較久的時間，並產生飽足感而不容易吃進過量的食物，攝取太多的熱量。

此外，富含膳食纖維的食物通常具有較低的熱量與油脂量，只要烹調得當，不僅吃得飽，也能降低油脂攝取量。

養生素筆記

吃素，維持曼妙身材

植物性飲食通常含有較高的維生素、礦物質與水分含量，因此透過植物性飲食的攝取，攝入的熱量也會相對減少，而蔬果與五穀雜糧所含的膳食纖維能夠加速食物通過腸胃的時間，使得脂肪難以在體內堆積。

蔬食讓你擁有好氣色

除了有助於控制體重，蔬食的膳食纖維還能促進排便，使得有害物質不易堆積在腸道，並透過循環作用排至體外，精神狀況自然較佳、身體也較為健康。而覆蓋我們身體表面的皮膚，就像一面鏡子，可以反應身體的健康狀況，因此排便機能良好的人，臉色通常比排便機能不佳的人好看許多。

蔬食有助於戰痘

肉食大多以高油脂的方式烹調，蔬食的烹調方式則較清淡少油，若是吃下過多油脂，例如：油炸、高油脂食物，會導致肌膚分泌油脂、阻塞毛孔，繼而長出痘痘跟粉刺，影響皮膚外觀。如果能採用蔬果飲食法，可以避免攝入過多油脂。此外，多吃蔬果不但有助於控制體重，也能解決皮膚持續長痘痘的困擾，因為蔬果中含有的維生素B群、酵素，可以消除青春痘、抑制皮膚分泌油脂，並能防止脂漏性皮膚炎。

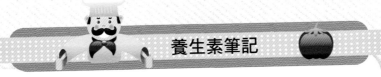

養生素筆記

吃素，讓肌膚明亮光滑

素食是最好的保養品，其中維生素C、E、鐵質、纖維質，是讓肌膚明亮光滑的重要營養素。例如：臉部黯沉與泛黃是許多女性的煩惱，許多蔬菜與水果含有豐富的鐵質，能幫助肌膚恢復明亮。

蔬食有助於美白

俗話說：「一白遮三醜。」東方女性對於美白向來不遺餘力，使得各式美白產品歷久不衰，並不斷推陳出新。其實每個人的膚色不同，不需要刻意改變原有的膚色，只要讓自己原來的膚色明亮、潤澤、有彈性且不易曬傷，才是最健康的美白方式。

為什麼人會曬黑呢？這是由於陽光中的紫外線使皮膚細胞產生氧化作用，而製造出大量的自由基；自由基會加速生成黑色素，讓皮膚變得黯沉、變黑，因此，曬黑等於是讓皮膚變得不健康的過程與現象。

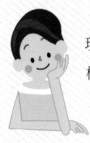

其實，仔細瀏覽美白保養品瓶罐上所標示的成分，你會發現，維生素C是不可或缺的項目，深綠色蔬菜、深紅色水果、柑橘類水果等，都含有大量且天然的維生素C。因此從食物中攝取足量的維生素C，不僅可以提高皮膚對紫外線的防禦力，還能強化曬後的修復力，同時淡化黑斑。

蔬食有助於潤澤肌膚

想要防老抗皺，就要多吃抗氧化食物，像是富含維生素A、C、E的食物，而這類營養素多來自植物性食材，例如：大豆中的異黃酮素可以代替女性荷爾蒙，若是更年期女性補充足量的黃豆食品，將能改善皮膚缺乏光澤的情形，並減緩更年期所帶來的不適症狀。

綜合以上幾點，你是否發現，苗條與美麗是健康所帶來的結果；健康的飲食方式等同於帶來美麗的蔬食習慣。因此，如果你身邊有皮膚自然透亮、不上妝也美麗的朋友、同事，不妨問問她們，是否常常食用蔬菜、水果。由此可見，健康的飲食習慣能讓你苗條美麗，可說是健康蔬食的良好功效吧！

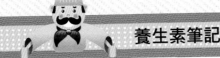

養生素筆記

美容養顏靠蔬食

多吃蔬果，不但能抗皺、美白、消除黑眼圈，還具有消除青春痘等功效，像是茄紅素能使肌膚緊緻，維生素E能延緩皮膚老化，維生素A能滋養皮膚，增加彈性，幫助肌膚恢復明亮光澤。

蔬食將提高心靈與環保層次

除了對自身健康有益，蔬食也有助於改善汙染問題，原因在於畜牧業可能造就大量的環境汙染！

事實上，人類不需要食用如此多的肉類，但根據紐約時報的報導〈肉食者的反思〉（Rethinking the Meat-Guzzler）指出，過去40年來，人類的肉品需求成長將近4倍，1961年，全球肉品供應量是7100萬噸，2007年是2億8400萬噸。如果依照目前的消費與人口趨勢，到了2050年，肉品需求量將會再成長一倍。

大量畜牧，造成能量浪費

為了供應龐大的肉品需求，人們投入越來越多的土地與植物生產肉品。這些當作飼料的植物，如黃豆、玉米等，直接食用就足以養活人群，但如果將這些植物拿去餵養

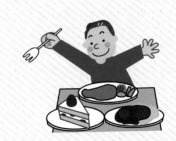

牛、羊、豬，人們再屠宰並食用這些家畜，故人類將從食物鏈中的草食者移至肉食者。根據生態學的觀點，在「植物→草食動物→肉食動物」的食物鏈中，能量的耗損率為90％，也就是說，每消耗10公斤的植物，才能生產出1公斤的牛肉。

這樣的結果著實令人驚愕，而在紐約時報刊出該篇報導的同時，巴西總統宣布，每5個月內，就有1250平方公里的雨林被砍伐並變更為畜牧之用。

大量畜牧，汙染環境元凶

聯合國農糧組織（United Nation's Food and Agriculture Organization）曾經公布一份全面省思畜牧產業的報告：〈畜牧業的負面影響：環境議題與選擇〉（Livestock's Long Shadow：Environmental Issues And Options），內容表示全球有30％的可耕作用地、70％的雨林地目前由畜牧業使用，而畜牧業是導致空氣汙染、水土流失、生物滅絕的重大原因。報告中同時公布了以下數據，足見現今的畜牧業對於環境的影響甚鉅。

畜牧業的氣體排放量

項目	畜牧業所占比例
全球溫室氣體排放量	18％
全球二氧化碳排放量	9％
全球甲烷排放量	37％
全球一氧化二氮排放量	65％
全球用水量	8％

而大紀元時報曾經在〈素食者碳足跡減半更環保〉的報導中，引用了德國生態經濟研究所的研究報告，顯示不同的飲食行為，將產生多少溫室氣體量，就是為環境製造多少負擔。

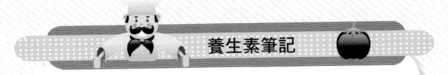

養生素筆記

溫室氣體排放量

食肉者產生的溫室氣體量＝汽車行駛4758公里

全素者產生的溫室氣體量＝汽車行駛629公里

有機素食者產生的溫室氣體量＝汽車行駛281公里

生產1公斤牛肉產生的溫室氣體量＝汽車行駛71公里

生產1公斤豬肉產生的溫室氣體量＝汽車行駛26公里

由此可見，大量肉食不僅有害身體健康，引發諸多文明病，還會危及整體環境，其中吃牛肉又比吃豬肉造成更嚴重的環境汙染！

探究畜牧業者為什麼要花費這麼高額的成本去飼養動物？正是因為現代人對肉食的需求量與日俱增。因此，行政院環保署不斷地推動「一人一日一公斤減碳活動」，建議民眾要多吃蔬食少吃肉。如此一來，每天將能減碳780公克，日積月累，也能對環境有所貢獻。

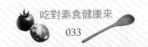

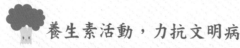

養生素活動，力抗文明病

綜合以上所述，為了自己與地球的健康，即使無法立即採取全素飲食，甚至只食用有機蔬菜的生活，仍然可以維持兩三天吃一次蔬食，甚至一天的某一餐為素食，或者至少一週挑一天實行全面蔬食的活動，對於心血管、腸道健康皆有很大的幫助，同時還能體驗養顏纖細的效果。

然而，養生素飲食法並非光吃大量的蔬食就可以達到立竿見影的功效！食材的種類、食材的份量、新鮮度與烹調方式，對健康都有極大的影響。如果你是茹素者，卻還是選用過量、不新鮮的食材，並以重油重鹹的烹調手法，對於健康仍然沒有益處，甚至會質疑：「我明明已經吃素了，為什麼越吃越不健康？」這也是許多人看了素食健康的書籍後開始茹素，卻發現自己並沒有變得比較健康的主要原因。

除了飲食方法，生活習慣也是影響健康的重要因素之一，並不是吃得健康就能過著完善的生活；反而是飲食、壓力、生活環境、作息都必須維持在良好的狀態下，才能確保身體健康。

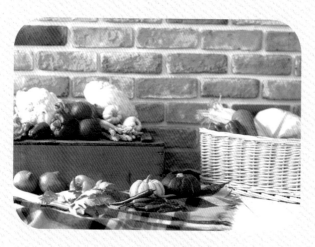

由此可知，為了我們的身體健康著想，不僅要培養正確的飲食習慣，還要適時地紓解壓力、遠離不良的生活惡習，維持正常的作息、不熬夜、定時且適量的運動、遠離菸酒，才能享有健康無虞的快樂生活！

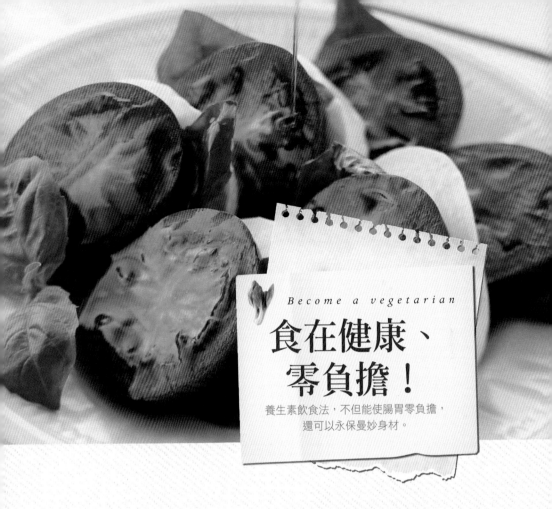

Become a vegetarian

食在健康、
零負擔！

養生素飲食法，不但能使腸胃零負擔，
還可以永保曼妙身材。

　　我曾經在報導上看到兩名男性病患，都是蛋類素食者，一位因惡性貧血而住院，另一位腸胃道出血，吐血休克，引起各大報健康版的關注，紛紛探討茹素食的健康問題。這兩位患者都是為了自身健康而吃素，沒想到竟然因為飲食不均衡而賠上健康，一時之間，素食者、茹素者的家人們紛紛自危：「吃蛋素，表示飲食內容含有蛋，這樣營養還不夠嗎？我媽媽吃全素該怎麼辦？」

　　人類的飲食攝取一定要依照正確的比例，而非拚命吃青菜、水果就能擁有健康，更不是完全不吃澱粉與油脂，就能永遠保持苗條而健康的

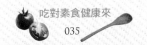

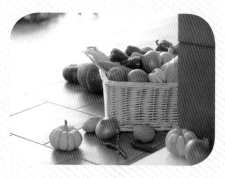

身體狀態。營養均衡而適量才是飲食的最高準則。

　　本章節將逐一介紹正確的飲食攝取量，以及各類食物與營養素的適當攝取比例，不論你是葷食還是素食者，都必須依照「六五四二，全面蔬食」的攝取量與攝取比例進食，才能為健康打下良好的基礎，以免不當的飲食造成身體的負擔，危害了健康。

 ## 整體飲食攝取量：「六五四二，全面蔬食」

　　「營養不良」是素食者常常擔心的疑慮，要評估自己是否吃得均衡健康，首先要知道自己每天應該攝取多少營養素。

　　坊間健康書籍大多提供了通則性的飲食指南，而本書在健康飲食的基礎上，提出了新的飲食觀念：「六五四二，全面蔬食」，「六」是指每天3～6份的五穀根莖類食物；「五」是指每天5份蔬菜水果類食物；「四」是指每天4份蛋豆類食物；「二」是指每天1～2份奶類食物。

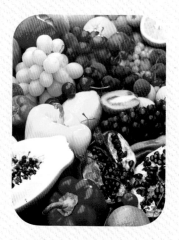

　　「六五四二，全面蔬食」能夠方便讀者在採購食材與烹調時拿捏大概的份量，然而，每個人的工作量、年齡、運動量皆有所不同，女性分成懷孕期、哺乳期、生理期的差異考量，究竟如何得知不同的個體該攝取多少營養素才算正確呢？

為了讓民眾更精準地測知自己每天應該攝取多少食物、營養素，衛生署建立了「國人膳食營養素參考攝取量（Dietary Reference Intakes，DRIs）」查詢系統（http://www.fda.gov.tw/files/site_content/國人膳食營養素參考攝取量.xls），可依年齡、性別、是否懷孕、是否在哺乳期與生活活動強度，查詢最精準的膳食攝取量，包括熱量、蛋白質、礦物質（鈣、磷、鎂、碘、鐵、氟、硒）、維生素（維生素A、C、D、E、B_1、B_2、B_6、B_{12}、菸鹼酸、葉酸、泛酸、生物素、膽素）等營養素的建議攝取量，內容非常詳盡。

值得注意的是，如果你正處於特殊狀況，例如：你有慢性疾病、剛接受過外科手術、剛生產完畢等狀況，建議你向醫師或營養師諮詢，讓專業人士依據你的狀況，提供更精準而適切的營養素攝取量建議。

碳水化合物的攝取須知

不吃不可的碳水化合物

碳水化合物又稱為醣類，葡萄糖、果糖、蔗糖、澱粉、纖維素都屬於碳水化合物，而提供碳水化合物的食物幾乎都是主食，也就是我們所謂的五穀根莖類。

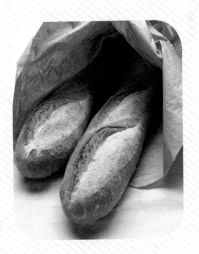

很多人因為怕胖而不吃澱粉類食物，等同於拒吃碳水化合物。事實上，碳水化合物的主要功能為提供人體所需的能量，如果不吃碳水化合物，身體就得從蛋白質

轉化為熱量以供身體運用，對肝臟而言造成不小的負擔，長期下來只會對健康有害無益！

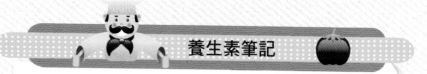

為何選擇澱粉類為主食？

選擇澱粉類食物為主食，是因為碳水化合物能夠有效提供體內熱量的緣故，而碳水化合物在體內還能分解成葡萄糖，被大腦與神經視為唯一能量而優先使用，此外，它也是人體合成脂肪與蛋白質的材料之一。

「不吃澱粉容易瘦」更是一個迷思，許多減肥者因為少吃澱粉，促使體重明顯減輕，但這種減肥方法只是減少了體內的水分和肌肉，而不是脂肪，故不吃澱粉是非常不健康的減肥方式，而其減肥效果也無法持久，一旦回復原來的飲食習慣，將會馬上復胖。

此外，如果不吃飯麵只吃菜，由於烹調菜餚需要用油，又為了讓自己有飽足感，而吃進太多道菜，如此一來，雖然沒有攝取碳水化合物，卻可能攝取更多的油脂與蛋白質，反而更容易導致肥胖。

此外，碳水化合物可以加速色胺酸傳導至腦部的速度。色胺酸是血清素的前驅物質（在體內轉換成營養素的預成因子），而血清素是大腦

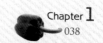

中的傳導物質。當血清素分泌不足或作用不佳時，人比較容易感到憂鬱；目前市面上抗憂鬱症的藥物，如百憂解，其作用正是防止血清素被人體回收，使血清素的數值穩定，讓服藥者持續保持心情愉快。由此可見，碳水化合物對人體的重要性，所以千萬別因為減肥而不吃澱粉類食物！

攝取碳水化合物，多醣最佳！

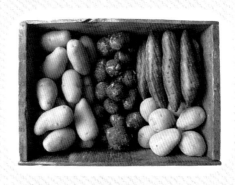

碳水化合物可以簡單地區分為兩種類型，第一種是「單醣」，包括葡萄糖、果糖、蔗糖，單醣的食物來源是糖果、蜂蜜等具有明顯甜味的食物。

第二種碳水化合物為「多醣」，包括澱粉與纖維、以及用來當作主食的食物；其化學結構較為複雜，無法生食，需經過烹調手續，進入人

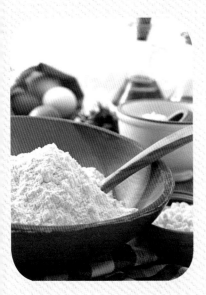

體後要經過消化與分解，才能被人體使用。米、麵、各種中西式麵食、小米、馬鈴薯、番薯等，都是多醣類型的碳水化合物，可以提供較完善的能量來源。

一般來說，越精製的食物，像是餅乾、蛋糕，含有越多的單醣、越少的多醣，故吃未精製的碳水化合物，對人體較佳。值得注意的是，多醣的碳水化合物通常不易消化，適量攝取即可，別超過建議攝取量，以免胃部脹氣而消化不良！

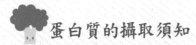

蛋白質的攝取須知

蛋白質構成人體細胞、肌肉、骨骼，另外像是負責催化的酵素、調節新陳代謝的胰島素、抵禦病毒的抗體，也都是由蛋白質所構成。對於茹素者而言，若是沒有食用蛋、奶的素食者經常會欠缺蛋白質，因此該從哪些食材中攝取蛋白質，就成了許多人的困擾。我會建議讀者吃豆類當中的大豆、紅豆與菜豆，因為這幾種食材含有較多優質的蛋白質。

而大豆除了蛋白質以外，也含有豐富的營養素，像是恢復疲勞不可缺少的維生素B_1，和幫助脂肪代謝的維生素B_2，以及豐富維生素B群等，其中最受矚目的就是大豆異黃酮這項成分，因為它可以抑制「低密度脂蛋白（LDL）膽固醇」的數值上升，並且具備抗氧化的功效，由此可知，大豆對於素食者來說，真的是不可或缺的重要營養寶庫。

你吃對胺基酸了嗎？

如果你希望了解蛋白質的攝取原則，一定要知道「胺基酸」是什麼。蛋白質是由「胺基酸」所組成，而不同類型的胺基酸可以組合出成千上萬種蛋白質。

人體本身可以合成部分胺基酸，不能自行合成的部分則必須從食物中補充；這種需要額外補充的蛋白質，由於是不可或缺的營養素，

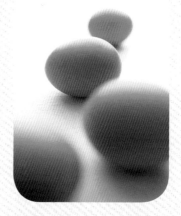

而被稱作「必需胺基酸」。人體的「必需胺基酸」總共有9種：組胺酸、異白胺酸、白胺酸、離胺酸、甲硫胺酸、苯丙胺酸、色胺酸、羥丁胺酸、纈胺酸，這9種胺基酸都需要從食物中獲取，而含有這9種「必需胺基酸」的食物稱為「優良蛋白質」。除了肉類食物以外，雞蛋、奶類、

黃豆等，均為「優良蛋白質」的來源。

其他豆類食物因為缺少一到數種必需胺基酸，而被視為「不完全蛋白質」，但只要以組合的方式、多樣化地食用，就能產生互補作用而提供人體完整的「必需胺基酸」。至於中國人愛吃價格高昂、視之為珍稀食物的魚翅，雖然是動物性食材，但它的主要成分是膠原蛋白，「必需胺基酸」含量極少，營養價值反而不如雞蛋與牛奶。

蛋白質，不可過量！

不論是素食者或葷食者，都要避免攝取過多的蛋白質，而造成心血管、腸胃，甚至肝臟的負擔。此外，蛋白質的攝取必須視人體體重、與特殊情況來調整，例如：成長期、癒後或手術後復原期、懷孕期與哺乳期，特別需要補充蛋白質；而患有肝臟與腎臟疾病的患者，由於代謝功能異常，必須聽取醫師與營養師的建議，調整蛋白質的攝取量。

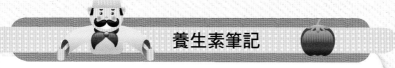

養生素筆記

選擇正確的大豆製品

大豆製品包含豆腐、納豆、油豆皮、油豆腐等，但是豆腐、油豆皮和油豆腐，是將大豆中的纖維成分去除後而製成的，因此膳食纖維含量很少，再加上油豆皮和油豆腐是油炸物，所以要注意其熱量較高的問題。

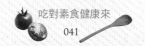

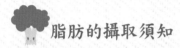 **脂肪的攝取須知**

　　大部分的人聽到「某某食物脂肪含量高」，不是選擇不吃，就是滿懷罪惡感地吃下它，事實上，完全不攝取脂肪，對人體反而有害，一天當中，只要攝取1～1.5大匙的油脂，別超過2大匙的使用量即可。

少量攝取脂肪，有益健康

　　脂肪最主要的功能是提供與儲存熱量，除了應付人體活動，還可促進脂溶性維生素的吸收（包括維生素A、D、E、K），因此，富含這四種維生素的蔬菜最適合與油脂一起食用，例如：胡蘿蔔、青江菜、菠菜、芹菜、綠花椰菜、番茄等。

　　除此之外，脂肪也提供人體重要的保護機制。舉例來說，內臟與器官外都有脂肪包覆，以防止器官受傷，並有禦寒的作用；對女性而言，皮下脂肪更是維持膚色潤澤、皮膚細膩的重要因素。

　　完全不攝取脂肪，除了無法供應人體足夠的熱量，也不易吸收脂溶性維生素，甚至會影響到器官運作；因此，不能完全不吃脂肪，反而必須適量地攝取。

正確的脂肪攝取量

　　根據衛生署的標準，正確的脂肪攝取量是每日1～1.5大匙，大約為13～20公克左右。不同生理情況與年齡的人需要不同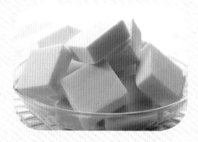的脂肪攝取量，像是嬰兒為了成長所需，必須攝取較多的脂肪，不可食用低脂牛奶與飲食。

　　除了攝取量要適當，脂肪的來源也要正確。脂肪來源包括飽和脂肪

酸、不飽和脂肪酸，其中飽和脂肪酸主要來自於動物性油脂、乳脂，而植物性油脂來源主要是椰子製成的油品。相較之下，飽和脂肪酸較為安定，經得起高溫且不易變質，並能提供人體較多的熱量，但是這類脂質含有較高的膽固醇，不宜攝取過量，以免造成膽固醇數值過高。

不飽和脂肪酸大多來自於植物、堅果，其中堅果是良好的不飽和脂肪酸來源，但仍需控制在正常攝取量之內，而飽和脂肪酸應限制在整體脂肪攝取量的10%以內。

素食者因為不吃肉類，理論上沒有飽和脂肪酸攝取過量的隱憂，但如果飲用過多的全脂牛奶（每日為1～2份）、大量地食用椰子油，仍舊會造成飽和脂肪酸攝取過量的情形。

一定要吃的必需脂肪酸

人體無法自行合成的部分脂肪酸，必須從食物中攝取。這類脂肪酸稱為必需脂肪酸。而必需脂肪酸都是不飽和脂肪酸，來源多是椰子油以外的植物油，若想維持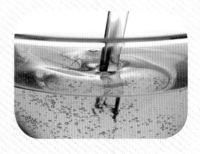身體健康，每日的脂肪攝取量應該藉由植物油以獲得必需脂肪酸。

必需脂肪酸是人體運作的重要物質，同時為荷爾蒙的前驅物質，也是轉換成營養素的活化因子，更是維持人體運作不可缺少的元素。不論是免疫力、記憶力，都與必需脂肪酸息息相關，而許多女明星因減肥過度造成停經，就是因為缺乏必需脂肪酸，促使腦下垂體和卵巢無法正常運作之故。值得注意的是，植物油依舊是油脂，切莫因為植物油含有必需脂肪酸，便肆無忌憚地拚命攝取，導致攝取過量！

脂肪攝取量，取決於烹調方式

正確的脂肪攝取量為每日1～1.5大匙，現代人經常食用精製食品、烹調方式又趨於油膩，很容易超過前述的脂肪攝取量，反而沒有油脂攝取過少的問題。

以主食而言，像是油飯、炒麵、泡麵、薯條、含有大量奶油的麵包、炸年糕，很容易攝取超出標準的脂肪量；以蔬菜類而言，經常食用炸蔬菜、以大火多油的烹調菜餚，也容易吃進過多油脂；以豆類而言，常吃炸豆腐也會因此攝取過多油脂。

一般來說，脂肪攝取量幾乎取決於烹調方式，故減少油炸食物、降低炒菜用油量，以汆燙、清蒸、烘烤、煮湯等方式來料理，才是控制脂肪攝取量的不二法門。

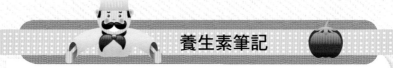

養生素筆記

減少用油小撇步

如果將油直接倒入鍋子或平底鍋，很容易就會倒太多，因此我建議讀者養成計量使用的習慣，以湯匙來控制油量。而使用不沾鍋，就能讓材料不易沾粘在平底鍋底，或是將蔬菜先燙過之後再炒，食材就能在短時間內熟透，減少吸收的油脂量。

看不見的脂肪，少吃為妙

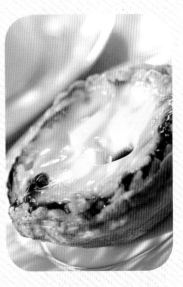

除了烹調方式以外，日常生活中我們也常常吃進許多「看不見的脂肪」。這些脂肪存在於人們喜愛的美食之中，例如：酥皮點心、起司蛋糕、巧克力、洋芋片、酥類點心（綠豆椪、鳳梨酥、蛋黃酥）、沙拉醬、鮮奶油等，都是藏有高脂肪的食物。

尤其是層層鬆脆的酥皮點心，那一層層的口感就是麵粉與不同種類油脂混合的結果；因此，食用前述食物務必要控制份量，並減少食用次數，如果可以自行製作，採用低油量的配方食譜，較能減輕身體的負擔。

礦物質與維生素的攝取須知

礦物質也是人體必要的營養素，與所有的營養素一樣，必須要適量攝取，若是過量便會影響健康。不同年齡與生理情況的人需要相異的礦物質攝取量，可至衛生署「國人膳食營養素參考攝取量（Dietary Reference Intakes，DRIs）」查詢系統，查詢個人所需要的攝取量，以下僅列出各種礦物質的功能，以及主要的素食食物來源，供讀者參考。

大量礦物質的功能與來源

大量礦物質元素是指需要量較大的礦物質，像是鈣、磷、鎂、鈉、鉀等皆是需要量較多的元素，若是體內攝取量不足，將會引發缺乏症，因而產生疾病。

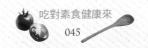

人體所需大量礦物質

大量礦物質	功　　能	素食食物主要攝取來源
鈣	組成骨骼與牙齒，為人體生理活動所需，預防骨質疏鬆症。	奶類製品、綠葉類蔬菜（綠花椰菜、甘藍類蔬菜和芥蘭菜）。
磷	構成骨骼和牙齒的主要成分，並維持人體代謝平衡。	奶蛋類、豆類與全穀類。
鎂	構成骨骼的主要成分，輔助鈣和鉀的吸收，預防心臟病、糖尿病、夜尿症，降低膽固醇。	堅果、大豆、可可。

註：此處的「素食食物主要攝取來源」是指蛋奶素。

微量礦物質的功能與來源

　　微量礦物質是指需要量較小，仍不可或缺的礦物質，像是鐵、鋅、銅、錳、鈷、鉬、碘、鉻等都是微量礦物質。

人體所需微量礦物質

微量礦物質	功能	素食食物主要攝取來源
碘	製造甲狀腺素以控制細胞代謝，促進神經性肌肉組織的發展與成長。	海苔、海帶、綠色蔬菜、蛋類、奶類、穀類。

微量礦物質	功能	素食食物主要攝取來源
鐵	配合血液中的血紅蛋白物，並且固定輸送氧至人體各部位。	葉菜類蔬菜
硒	抗氧化，並能調整甲狀腺代謝，同時調整維生素C的氧化狀態，具有抗癌功效。	穀類、堅果類。

註：此處的「素食食物主要攝取來源」是指蛋奶素。

維生素的功能與來源

維生素分為水溶性與脂溶性兩種，是人體無法自行生產、必須透過飲食取得的有機化合物，它可以調節人體機能。即使人體的所需量很低，卻能產生極大的作用。一般來說，適量攝取維生素有益身體

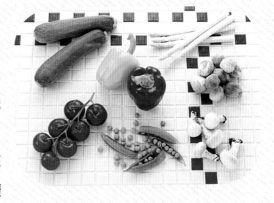

健康，只要飲食均衡且多樣化，幾乎不必擔心攝取量不足的問題，只有孕婦需要特別補充葉酸，以補足胎兒神經發育的需求量。

值得注意的是，如果攝取過多的水溶性維生素，像是維生素B群，多餘的維生素將會隨著尿液排出體外，不會傷害身體健康；但若是脂溶性維生素，例如：維生素A、D、E、K，攝取過量則會殘留在內臟裡，無法排出體外，甚至對人體有害，一定要特別注意。

水溶性維生素

水溶性維生素	維生素功能	素食食物主要攝取來源
維生素B₁	強化神經系統功能，缺乏時易產生腳氣病。	酵母、穀物、大豆。
維生素B₂	維持口腔健康。	酵母、蔬菜、蛋類。
菸鹼素（維生素B₃）	傳遞搬運電子，舒張末梢血管，協助分解醣類並合成脂肪。	綠色蔬菜、蛋類。
泛酸（維生素B₅）	協助身體製造抗體以增加免疫力。	酵母、堅果、玉米、糙米、豌豆、綠色蔬菜。
維生素B₆	使精神系統正常運作，平衡體內的鈉、鉀成分。	酵母、穀物、蛋類、奶類製品、堅果、香蕉。
生物素（維生素B₇）	協助人體合成脂肪，並將脂肪轉化為醣類。	蛋類、穀類、奶類製品。
葉酸（維生素B₉）	形成神經管、促進胎兒神經系統的發育。	葉菜類（菠菜、小白菜、萵苣）、黃豆、玉米、葵花籽、蛋類。
維生素B₁₂	製造紅血球以防止貧血。	牛奶、蛋類。
膽素	合成細胞膜的重要成分，也是訊息傳遞分子與神經傳導物質之前驅物質。	蛋黃、黃豆、花生。
維生素C	高效能的抗氧化劑，缺乏時易導致壞血病。	新鮮蔬菜、鮮紅色水果（如櫻桃、草莓、黑醋栗）、番石榴、奇異果。

註：此處的「素食食物主要攝取來源」是指蛋奶素。

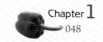

脂溶性維生素

脂溶性維生素	維生素功能	素食食物主要攝取來源
維生素A	保護視力,缺乏時易產生夜盲症、乾眼症、視神經萎縮等病症。	胡蘿蔔、西蘭花葉、甜薯、羽衣甘藍、菠菜、南瓜、哈密瓜、雞蛋、木瓜、芒果、冬瓜。
維生素D	荷爾蒙的前驅物質,與血液中鈣的代謝有關。	蛋黃、奶類製品、酵母。
維生素E	重要的抗氧化、抗自由基成分,除了強化免疫力,還有助於皮膚與傷口的癒合。	蛋類、堅果、穀類、花生醬、植物油(棕櫚油、葵花籽油、芥花籽油、玉米油、大豆油和橄欖油)。
維生素K	參與凝血作用與骨骼生長。	菠菜、苜蓿、白菜。

註:此處的「素食食物主要攝取來源」是指蛋奶素。

健康均衡飲食的原則

看完前述的內容,你已經大概了解各種營養素最適當的攝取量與攝取原則;其實要在生活中落實並不困難,只要你把握下列的五大原則,相信你可以吃得營養又均衡。

原則一:整體維持正確比例與數量

也許我們無法將一日所需的營養素與飲食種類平均地分配在三餐,舉例來說,每天必須要吃5

份蔬菜水果，可能分爲中午3份、晚餐2份，但有時因爲應酬或特殊活動，一整天只吃了1份蔬菜水果，此時該怎麼辦呢？

我建議你不妨以一週爲單位，均衡自己的飲食，偶爾允許一點彈性與例外。例如：今天只吃1份蔬菜水果，則不妨將今天少吃的4份，在往後四天裡，以一日多吃1份蔬果的方式將份量補足。如果你不是因爲宗教、不殺生等因素而茹素，偶爾需要配合應酬或特殊活動而吃肉食，只要在往後數天內少吃肉食，補足少吃的蔬果即可。

日常生活中，我們常常聽到親友同事「好康道相報」：「聽說吃了某某東西，對身體健康很好！」「我同事就是因爲吃了某某商品，而控制高血壓的病情。」

事實上，任何食物對身體多少都有益處，但是攝取過量就會造成人體的負擔，因此，除非是醫生囑咐必須增加攝取量的食物種類或營養素，通常只要符合正確比例與適當攝取量即可，攝取過量反而對身體有害！

原則二：多樣化、多顏色的食材搭配

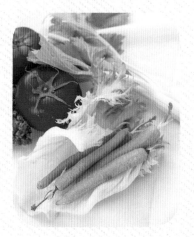

除了維持正確比例以外，最重要的原則就是飲食多樣化。如果你不喜歡吃胡蘿蔔、彩椒等紅黃色蔬菜，即使每天吃了足夠的5份蔬果，卻只吃綠色蔬菜，仍然無法攝取到其他對人體有益的營養素。

雖然每個人有各自喜好的食物，但是自然界與人類有奇妙的平衡機制，每種食物具

備特定的營養素，像是深綠色蔬菜與紅黃色蔬菜含有不同種類的維生素，而不同的豆類具有各自相異的胺基酸，故必須廣泛地攝取各種食物，才能充分地吸收營養素。

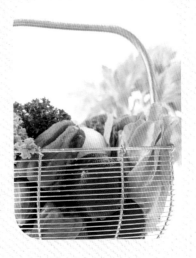

而古今中外的傳統飲食裡，充滿各種什錦料理，像是臘八粥、普羅旺斯燉時蔬等，都能在菜餚中吃到各種蔬菜。近年來，越來越多人倡導食用「五色蔬菜」，正是讓食用者一次攝取多樣化的食物與營養素；且以顏色組合來檢驗自己是否均衡地攝取各種食物，相當方便且容易實行。

如果是不喜愛的食材，可以選擇相同種類的其他食物以替代，例如：不喜歡吃胡蘿蔔的人，可以改吃同樣是紅黃色蔬菜的番茄或南瓜，或是運用不同的烹調方法，使該食材顯得容易入口，像是選擇胡蘿蔔吐司、胡蘿蔔蛋糕，才能避免因為偏食而缺乏營養素。

原則三：百哩飲食，現在正夯

「百哩飲食」指的是只吃住家附近方圓100英哩內生產的食材，尤其是蔬果類。「百哩飲食」的觀念是由加拿大的環保運動者提出，其用意是拒絕食用長程運輸乃至於進口的食材，支持在地的農產品。由於北美洲居民的食物大多仰賴進口，若能減少長程運輸農產品的需求，便能達到節能減碳的目的。

100英哩相當於160公里的距離，但台灣的南北全長只有381.7公里，換算為英哩，大約是250英哩，且台灣物產豐富，具備許多在地的食

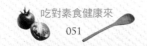

材可供運用，我建議不妨將「百哩飲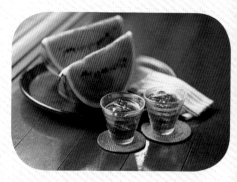
食」的觀念拓展爲「島內飲食」。

　　前文有提到，食材的新鮮度，是選
擇與否的重要考量，而最新鮮的蔬果農
產，就是自家栽種的；如果家裡沒有栽
種蔬菜水果，距離家最近的農產地，就
是最新鮮的食材來源。畢竟國外進口的蔬果大多經過長期的冷凍運輸，
遠不如在地生產的蔬果來得新鮮。

　　除了新鮮以外，「百哩飲食」更有「吃當令食物」的意義。因爲想
要在冬天吃西瓜、夏天吃草莓，一定得仰賴進口，也就是百哩之外的食
物。然而，當令食物不僅味道最鮮美，價格也最便宜，更因爲盛產而較
沒有農藥殘留之虞，可以吃得安心又健康。

　　近年來網路購物十分發達，各縣市農會也發展出農產品網路商店，
提供多樣且新鮮的飲食。事實上，若能將「百哩飲食」的觀念運用在挑
選食材上，你會發現，餐桌上的食材不僅能夠豐富多元，還可以更新
鮮、美味。

原則四：少吃加工精製食品，天然的尚好

　　素食者常常會食用豆類再製品（如素雞、豆皮）以及素料（素火
腿、素肉絲、素丸子）等加工食品，以作爲蛋白質的來源。不過每年都
有「黑心素料廠商添加動物成分」的相關新聞，促使因宗教茹素的朋友
大呼罪過，也讓所有茹素的朋友憂心：「素料除了動物性成分，是否還
加入影響健康的食品添加物？」

　　素食的加工食品，多以大豆分離蛋白、麵筋、蒟蒻或香菇頭等經過

加工製成類似肉類造型或口感的仿肉食品，其過程經常會加入食品添加物，以增加其風味或口感。

此外，加工品在製造過程中可能添加了防腐劑與人工色素，故選購時必須格外小心；而商家為了讓加工品有味道，往往添加較多的鹽、糖等調味料，製造方法也大多是油炸，一不小心就攝取過多的鹽、糖分與油脂。在估算每日所攝取的營養素時，很容易少算而不自知，長久下來，可能會出現「為什麼我吃素後反而更胖？」或「為什麼我吃素後，身體反而不健康？」等疑問。

這類食品並不是完全不能吃，而是不能攝取過量，或者過度依賴從豆類製品與加工素料中取得蛋白質。牛奶、雞蛋、豆腐、豆漿、新鮮的豆子，才能提供無負擔、最新鮮且多樣化的蛋白質，因此我會建議讀者應該選擇新鮮食材，少吃加工過度的食品。

原則五：生食好？熟食好？不過度烹調最好！

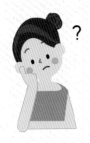

許多素食者也是生菜的愛好者，更堅信生食蔬菜可以避免破壞食物的營養素，早餐吃苜蓿芽手捲、午餐吃生菜沙拉、晚餐啃胡蘿蔔西洋芹棒。不過生食是否真的比熟食好？

其實生食不容易去除生菜中的微生物，一般來說，外型偏乾瘦、皮膚蒼白或發黃，甚至有貧血病史的朋友，都不適合吃生食；平時容易因受涼或飲食不潔而腹瀉，或是代謝機能不佳的朋友，更不適合生食蔬菜，以

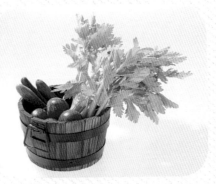

免吃了生食頻頻腹瀉，造成腸胃不
適等症狀。

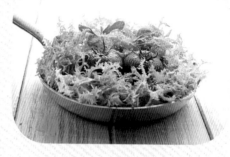

「過猶不及」用在飲食上，似
乎總是特別適切。若說生食蔬果有
風險，而食物在經過高溫或長時間
的烹調之後，許多營養素可能會隨
之流失或破壞。由此可知，高溫油炸的食物除了讓人吃進過多油脂以
外，也會破壞食物的營養素。

每一種食材都必須以最適當的溫度，烹調至最營養的熟度；水果含
有豐富的維生素C，遇熱會遭到破壞，因此水果並不適合、更不需要加
熱入菜來食用。值得注意的是，處理不同食材時，不易熟軟的食材需花
多點時間烹調；易爛熟發黃的食材，應於最後再加入鍋中，如此一來，
不僅最美味，對人體而言，也是最健康的烹調方法。

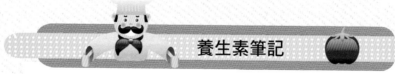

養生素筆記

當令蔬果最美味

當季的水果具有最高的營養價值，並能發揮最
佳的營養效益。因為每一種水果都有其特定的生長
季節，儘管在其他季節也能品嚐到溫室培育的水
果，但是營養價值還是不如當季盛產的水果。

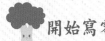

開始寫零負擔日記！

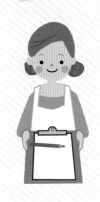

　　了解各種均衡飲食的原則以後，也許你會問：「一天總共吃三餐，每天要吃的東西這麼多，我怎麼會記得自己吃過了什麼、吃了多少呢？」

　　針對這個問題，我建議你不妨紀錄自己每日飲食的內容，定時檢視自己吃的食物與營養素，才會發現自己的飲食習慣哪裡出問題。就像家庭與個人財務收支需要記帳，才能精確地掌握金錢運用的情況，既然健康是最大的財富，更需要精準地掌握、有計畫地管理。

　　你可以自行設計健康日記表格，或是參考下頁欄位；除了紀錄每人所吃的食物以外，還可以紀錄自己的體重，方便作體重控制；如果家中的體重計能測得體脂肪、身體年齡等數據，不妨一併記下來。

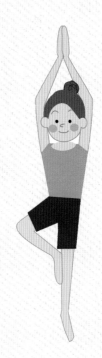

　　此外，女性也可以標註自己的生理周期，留意周期是否出現異常情況；容易為便祕所苦的上班一族，更需要紀錄自己的如廁情形，以免長期便祕影響腸道健康而不自知，同時別忘了紀錄自己的運動次數與強度。如果你是患有高血壓等慢性疾病的朋友，更需要增列欄位，紀錄與病情相關的重要指數，時時關心、監測自己的健康情形。

寫下我的零負擔日記

	一	二	三	四	五	六	日
早餐							
午餐							
點心							
晚餐							
飲水量							
體重							
運動							
排便情形							
特殊狀況							

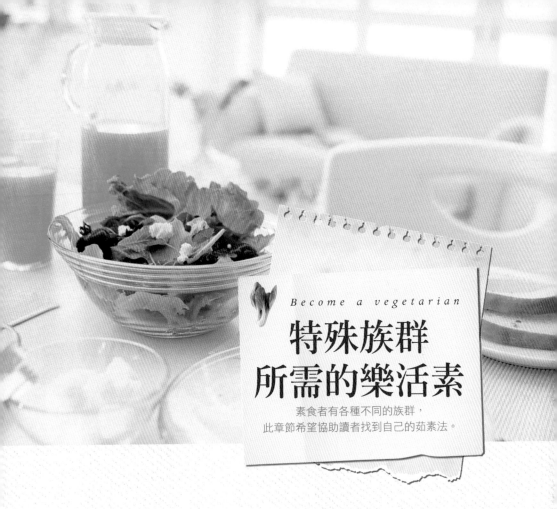

Become a vegetarian

特殊族群
所需的樂活素

素食者有各種不同的族群，
此章節希望協助讀者找到自己的茹素法。

　　許多人是「一人素、一家素」，家中的飲食習慣往往與家長或負責
烹調三餐的人息息相關，然而家中每個人的年齡、生理狀況不一，像是
小朋友、成長中的青少年、孕婦是否適合茹素等疑惑，始終是營養師與
醫師們熱烈討論的問題，也讓想要吃素的朋友感到困惑不已。

　　本章節將針對幾種特殊狀況的族群，包
括成長中的孩童、孕婦、更年期婦女與銀髮
族，介紹茹素的適當性與注意事項，例如：
小朋友須攝取足夠但不超量的熱量，孕婦必

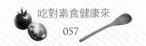

須補充特定的營養素，以預防胎兒疾病並確保母體的健康；而更年期的婦女如果能及早開始實行健康且比例正確的蔬食，可以緩解更年期症狀並能避免引起慢性疾病，提前預約健康的更年期與老年生活。此外，因為銀髮族的咀嚼與味覺機能退化，必須特別安排銀髮族的素食餐飲，確保老人家能享用易嚼、好消化、清淡又健康的餐飲。

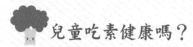

兒童吃素健康嗎？

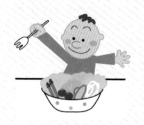

一般來說，長年茹素的父母，通常會選擇讓孩子跟著自己吃素，然而，許多父母還是會擔心孩子因為吃素而發育不良等問題。根據香港素食研究協會的研究表示，孩子吃素也可以很健康，但如果採取錯誤的飲食方式，也可能發胖。反之，假如父母從小就協助孩子建立以蔬食為主的飲食習慣，對他們的健康大有助益，成年後也不容易因低纖高油的飲食而患有心血管疾病。

兒童必須攝取足量蛋白質

父母與長輩難免會憂心茹素的兒童無法攝取足夠的蛋白質，因為成長中的兒童需要大量的蛋白質。有鑑於此，吃素的孩童一定要注意攝取蛋白質的「質」和「量」，若是缺乏蛋白質，將會造成疲勞、體重不足、免疫力降低、紅血球和白血球數量降低等症狀。

因此，我會建議兒童採用蛋奶素，並依他們的年齡攝取足夠的蛋白質，除非孩子的體質特殊，一般而言，採用蛋奶素的兒童較無缺乏蛋白質的疑慮，但是必須注意，過量的蛋白質反而會抑止鈣質轉變為骨骼，

並妨礙兒童的生長。

兒童必須攝取足量維生素B12

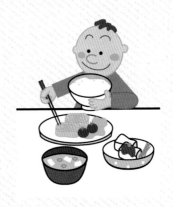

　　與大人不一樣的是，小朋友需要注意維生素
B12的攝取是否足夠。維生素B12不但能製造紅血
球以防止貧血，還有促進發育、增進食慾的功
效。如果兒童缺乏維生素B12，將會造成惡性貧
血、神經系統病變，甚至減緩他們的生長發育以及影響神經系統。

　　但是維生素B12多來自於動物性食材，素食者可食用的就只有牛奶與
蛋類製品了，因此想讓孩子茹素的家長們，我還是建議以蛋奶素為宜。

兒童必須攝取足量的鋅

　　另一個攸關兒童生長的特殊營養素則是礦物質——鋅，鋅與細胞生
長、身高發展、維持免疫功能、促進傷口癒合等功效息息相關，故缺乏
鋅容易造成食慾不振、生長遲緩等症狀，
因此必須特別注意鋅的攝取量。

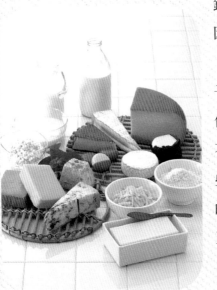

　　富含鋅的素食食物包括乳酪、堅果種
子（特別是南瓜子、芝麻、栗子、杏
仁）、豆類和豆腐，因此素食家庭的父母
不妨留意小朋友每日飲食中是否已包含這
些類別的食物。而根據行政院衛生署最新
的國人膳食營養素參考攝取量的建議，0歲
至1歲的兒童建議攝取量為每日5毫克，7至
12歲的兒童為每日8～10毫克。

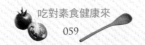

兒童易缺乏的營養素

營養素 ＼ 年齡	出生～6個月	6個月～1歲	1～3歲	4～6歲	7～9歲	10～12歲	13～15歲	16歲以上
蛋白質（公克）	2.3	2.1	20	30	40	男55 女50	男70 女60	男75 女55
維生素B$_{12}$（微克）	0.4	0.6	0.9	1.2	1.5	男2.0 女2.2	2.4	2.4
鈣（毫克）	300	400	500	600	800	1000	1200	1200
鐵（毫克）	7	10	10	10	10	15	15	15
鋅（毫克）	5	5	5	5	8	10	男15 女12	男15 女12

孕婦吃素營養嗎？

身懷六甲的準媽媽們，總是被家中的長輩勸告：「孕婦要多吃一點！一人吃兩人補！」而吃素的準媽媽們，肩負著胎兒生長狀況，擔憂蛋白質攝取量不足，無法滿足胎兒的營養需求。

由於孕婦需要攝取足量的蛋白質與鈣，建議以蛋奶素為宜；或在懷孕第四個月後，攝取營養量增多時，可搭配一些漢方食材，如天然的眞

珠加粉光參（西洋參），因為眞珠含有大量的胺基酸及影響人體甚深的「鈣」。而粉光參（西洋參）也有18種胺基酸。可配合食用，對母子都有益處。但每位孕婦的年齡、體質、生理狀況各不相同，以下僅針對茹素的準媽媽們提供一般性的意見，最好向醫師請教個人營養攝取的建議量，以確保孕期健康、胎兒發育健全，除此之外，還要定時接受產檢，經常測量血壓與血糖，監控健康狀況，才能讓母親與孩子都健康平安！

孕婦必須增加蛋白質攝取量

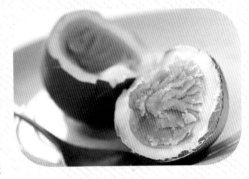

胎兒需要大量蛋白質以形成身體的細胞與組織，蛋白質更能維繫母體子宮、胎盤健康，因此孕婦的蛋白質攝取量必須比平時更多。以衛生署「國人膳食營養素參考攝取量（Dietary Reference Intakes，DRIs）」查詢系統來評估孕婦所需要的蛋白質，假設一位年約31歲、生活活動強度低的女性，平時的蛋白質建議攝取量爲每日50公克，懷孕3個月以上每日則需攝取60公克，而哺乳期則需攝取65公克；如果原本爲身體較虛弱的孕婦，可能需要增加更多的攝取量。

一般而言，孕婦須較平時多攝取一份蛋豆類食品，哺乳期的媽媽們則必須比平時多攝取兩份蛋豆類食品，以確保蛋白質的攝取量足夠。

舉例來說，素食者蛋白質的主要來源是黃豆及其製品，但黃豆及其製品雖含有豐富的離胺酸，卻只含少量的甲硫胺酸，而穀類含有豐富的甲硫胺酸，因此穀類和豆類一起食用時，能發揮互補作用，較符合必需胺基酸的需求量。

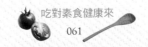

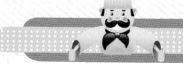

人體所需的營養素

離胺酸和甲硫胺酸是人體的必需胺基酸，其中離胺酸屬於鹼性胺基酸，而甲硫胺酸，是人體內唯一的含硫必需胺基酸，分成 L 型及 D 型兩種，與生物體內各種含硫化合物（如：蛋白質）的代謝密切相關。由此可知，必需胺基酸的重要性。

孕婦必須增加攝取熱量

為了維繫胎兒發育所需要的熱量，孕婦要攝取比平時更多的熱量。以衛生署「國人膳食營養素參考攝取量（Dietary Reference Intakes，DRIs）」查詢系統來評估孕婦所需要的熱量，一位年約31歲、生活活動強度低的女性，平時的熱量建議攝取量為每日1450大卡，懷孕期間每日必須攝取1550大卡，而哺乳期則需要增加攝取量至每日1950大卡，才可確保新生兒能夠獲得足夠的熱量與營養素。

因此孕婦須較平時多攝取一份五穀根莖類，哺乳期的媽媽們則必須比平時多攝取兩份五穀根莖類，切忌從增加油脂攝取量來攝取熱量，以免造成身體的負擔！

孕婦要多攝取葉酸

事實上，葉酸也稱作維生素B_9，是形成神經管、促進胎兒神經系統發育的關鍵營養素，對孕婦而言是相當重要的維生素，因爲懷孕期間如果沒有攝取足夠的葉酸，可能會導致胎兒的神經管缺陷與發育不全，因此，準媽媽們一定要特別注意。

現代的準媽媽們大多需要兼顧工作與家庭，有時過了兩、三個月才發現自己懷孕，故爲了確保胎兒的健康，計畫懷孕的準媽媽們，可以及早增加葉酸的攝取量，多攝取富含葉酸的食物，像是葉菜類（菠菜、小白菜、萵苣）、黃豆、玉米、葵花子、蛋類。

值得注意的是，葉酸屬於水溶性維生素，很容易在儲存與烹調過程中流失，攝取過量也會隨著尿液排出體外，因此孕婦可盡量攝取無妨。

吃素，增添更年期婦女的雌激素

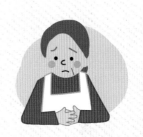

更年期是女性另一個重要的生命階段，女性在50歲前後，卵巢功能萎縮，雌性荷爾蒙、黃體素日漸流失，生理期變得極不規律，直至完全停經爲止，這段過渡時期就是俗稱的「更年期」。

更年期由於身體的內分泌狀態改變，婦女的臉色容易潮紅並出現盜汗、心悸、皮膚乾燥老化、容易發胖等現象，也開始面對骨質疏鬆與心血管疾病的威脅，對許多婦女而言，是一段相當辛苦的時期。

根據成大醫院營養部所做的全台素食調查發現，女性素食者停經後，雌激素將會隨吃素年數增加，而顯著上升，因爲攝取黃豆製品所增加的雌激素，可以補充身體原本流失的雌激素含量。

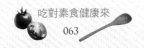

多攝取大豆異黃酮、木脂素

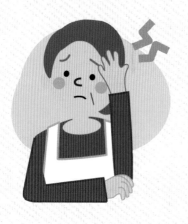

通常醫師針對更年期症狀的改善方法，採取的是荷爾蒙療法，也就是從藥物補充日漸流失的雌性荷爾蒙（雌激素），其來源為動物性荷爾蒙；近年來的研究顯示，動物性荷爾蒙有引發癌症與心血管疾病之虞，使得人們開始研究植物性荷爾蒙，其中大豆所含的大豆異黃酮，它所具備的化學結構與人體的荷爾蒙——雌激素最接近，而被稱作「植物性雌激素」或「植物動情激素」。

因此，早在更年期之前就已經茹素的女性，由於飲食中常常含有足量的豆類製品，並能攝取足夠的大豆異黃酮，經研究顯示較不會出現更年期的相關症狀。如果是更年期開始才茹素，因為1公斤的大豆只能萃取出17.5毫克的大豆異黃酮，再加上人類對於動物來源的荷爾蒙吸收率較快，故從豆類食品中取得的荷爾蒙速度較慢，不如服藥來得快速，所以醫生往往會建議患者採用動物性荷爾蒙療法，以快速治療更年期婦女的不適症狀。

除了人們所熟知的大豆異黃酮以外，衛生署還提出扁豆、小麥、黑米、茴香、葵花子等食物所蘊含的木脂素，也有人稱為木酚素的營養素，同樣是植物性雌激素，但它還具備了抗氧化、抑菌與抗癌功效，近年研究還認為它有預防乳癌與直腸癌的效用。

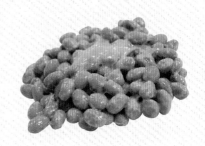

提早茹素，緩解更年期症狀

　　更年期婦女也會面臨骨質疏鬆、心血管疾病、易發胖等問題，由此可見，更年期症狀開始以後才茹素的女性朋友，雖然對長期的身體健康有所幫助，卻無法立即緩解更年期間的種種不適症狀；而在更年期前幾年即開始茹素的女性，較能藉助素食之力，提前預約舒適、無負擔的更年期，爲健康的老年期作準備。

　　值得注意的是，更年期的症狀因人而異，故我會建議讀者向婦科醫生諮詢最符合個人的飲食與日常保健注意事項，再開始吃素。

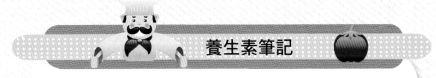

養生素筆記

大豆卵磷脂

　　黃豆中含有大豆卵磷脂，不但可以補腦健腦，還能緩解更年期的不適症狀。此外，卵磷脂更有助於燃燒血液中的脂肪，除了預防高血脂症，還能增強精力，使人體充滿元氣。

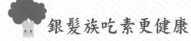

銀髮族吃素更健康

　　對銀髮族而言，健康的生活分外重要，如果能擁有健康的身體，才可以快樂地享受一生耕耘所得，經營精彩愉快的退休生活。

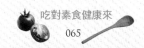

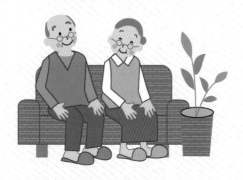

許多研究都顯示，素食者比較長壽。這不僅是因為飲食習慣，而是素食可以引導出更健康的生活型態。德州州立大學奧斯汀分校研究素食者與葷食者的生活型態後發現，素食者比葷食者的住院頻率低，而且吃素者較少抽菸、喝酒，並保持愉悅心情等。除此之外，高纖、低脂的飲食對於大部分的文明病，如高血壓、糖尿病都有預防的效果。

在老年期以前就開始實行健康多樣的素食飲食，一般而言，較能預防慢性疾病，同時維持身體健康；如果已罹患各種心血管疾病，素食也能改善症狀。儘管如此，由於銀髮族的生理機能老化，素食飲食內容不能與青壯年人完全相同，若是家中有茹素的長輩，一定要多加留意老人家的飲食生活。

銀髮族吃素，熱量要減少

銀髮族的活動量較低，基礎代謝比中年時期更慢，故一定要減少飲食中所攝取的熱量，以免高熱量的飲食導致肥胖，引發各種慢性疾病。以衛生署「國人膳食營養素參考攝取量（Dietary Reference Intakes，DRIs）」查詢系統來評估老年

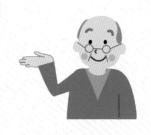

人所需要的熱量，如果以最低的生活活動強度來看，71歲以上的男性每日只需攝取1650大卡的熱量，較51歲的男性少50大卡；而71歲以上的女性僅建議每日攝取1400大卡的熱量，較51歲的女性少100大卡。

銀髮族吃素，蛋白質要增加

許多老年人因爲牙齒不好而不吃肉，改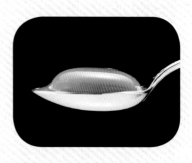
吃素、以醬菜佐餐、喝牛奶會腹瀉等因素，
促使銀髮族的蛋白質攝取量普遍不足。其實
豆腐等食品都是富含蛋白質的食物，也易於
消化，可以鼓勵他們食用。

熱量減少的同時，銀髮族的蛋白質攝取量略有增加，以衛生署「國人膳食營養素參考攝取量（Dietary Reference Intakes，DRIs）」查詢系統來評估老年人所需要的蛋白質，如果以最低的生活活動強度來看，71歲以上的男性每日攝取量爲60公克，比起51歲的男性多了5公克。

因此，我建議老年人茹素仍舊以蛋奶素搭配足量的豆類製品爲佳，不過，由於雞蛋蛋黃富含膽固醇，三天吃一顆雞蛋即可，其他的蛋白質來源以蛋白或豆類爲佳。

銀髮族吃素，口味別太重

知名導演李安的電影〈飲食男女〉中，郎雄先生所飾演的廚師由於年歲漸增，做菜時加了過多的調味料而不自知。這是因爲銀髮族的生理機能退化，味覺與嗅覺靈敏度大幅下降，而使得口味變重；再加上老人家喜歡吃醬瓜、麵筋等調理罐頭食品，很容易吃進過多鹽分，妨害健康。因此，銀髮族茹素時，建議以天然食材爲主，並運用各種天然調味料來增加風味，少吃醬瓜、麵筋、素料製品，避免高鈉飲食帶來高血壓與心血管疾病。

然而，老人家往往較爲節儉惜福，醬瓜、麵筋、素料製品可能放過

期了還沒吃完，也捨不得扔掉，將就著繼續食用，故我建議讀者必須協助家中長者定期確認食材的食用期限，避免讓他們吃到發霉腐壞的食品，以食用新鮮食材為主，較能提供老年人足夠的營養素。

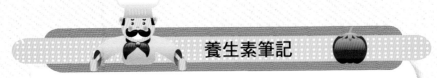

養生素筆記

自製醬汁較健康

　　盡量藉由新鮮食物的原味來減少調味品的使用量，同時運用天然具有特殊氣味的食物，像是薑、辣椒、九層塔、香菇、檸檬汁、香橙汁、梅子粉，或用中藥材，如紅棗、枸杞、當歸、黃耆、五香、八角來提味，比較健康。

銀髮族飲食，高纖、易嚼、好消化

　　很多銀髮族會配戴假牙，因此我建議飲食內容改以容易咀嚼、好消化為主，負責烹調食物的人可將食材切成小塊、細丁、茸狀、細絲料理，讓老人家更容易入口，但不需要過度烹煮，以免喪失營養素。同時必須留意老人家吃飯是否經過充分咀嚼後再吞嚥，假如老人家沒有經過咀嚼就直接吞嚥，可能會導致食道受傷、胃部負擔過重、降低消化功能等副作用。

除此之外，銀髮族的飲食習慣不必侷限「一日三餐」，可改爲「少量多餐」的模式，早上與中午可進食較多食物，越接近晚上的食物份量越少，以降低腸胃負擔。銀髮族的飲食內容必須維持高纖，因爲銀髮族便祕時排便必須特別用力，對於心血管功能較弱的老人家而言，較爲吃力，故多攝取膳食纖維可以降低便祕機率。

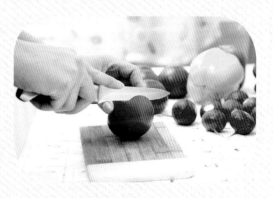

最後，老人家難免因身體老化而患有慢性疾病，雖然吃素能讓他們維持健康的生活，卻不是百分百的特效藥，如果老人家已患有慢性病，就要依照個體差異來調整飲食內容，同時加上適度且溫和的運動，以及滿足長者的心理需求，才能保障他們健康快樂的晚年生活喔！

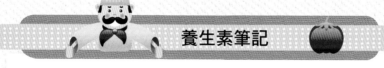

養生素筆記

銀髮族可多食用綠色蔬菜

綠色植物中含有豐富的膳食纖維，能在腸道大量吸收食物中的水分，同時將代謝廢物包覆並排出體外，發揮舒緩便祕的效果。此外，果膠纖維能阻止血管中壞膽固醇的附著，是預防動脈硬化與大腸癌的優良食材。

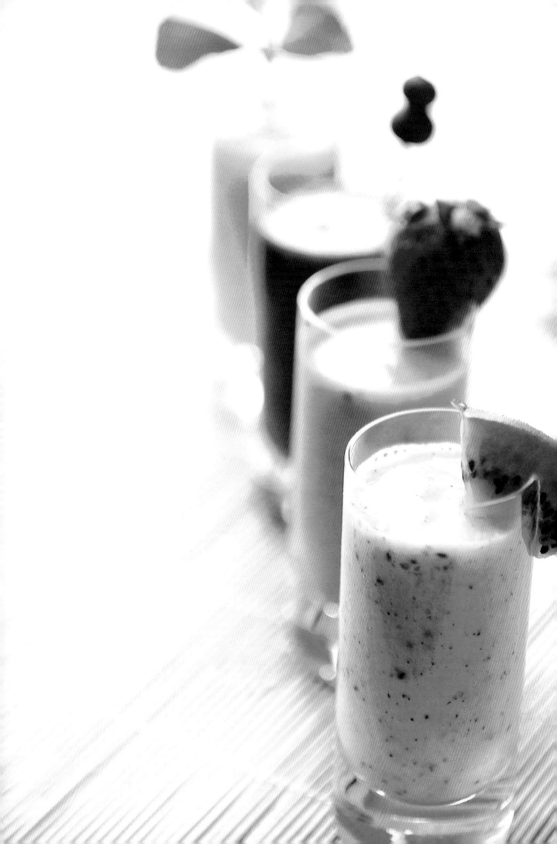

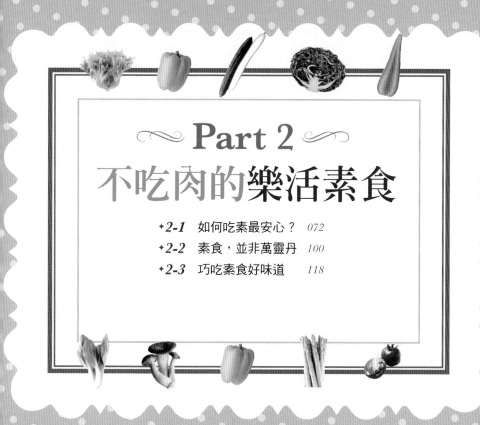

Part 2
不吃肉的樂活素食

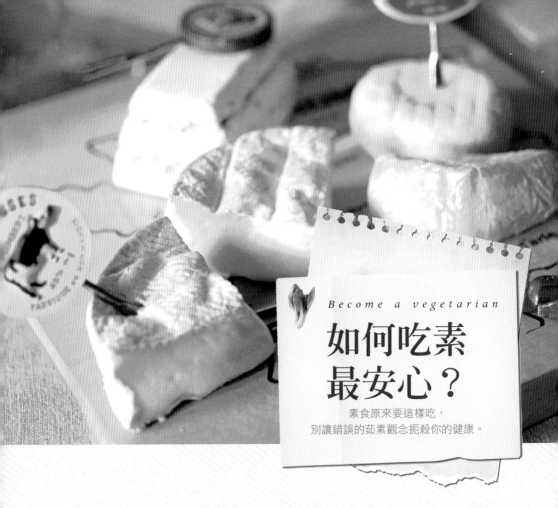

Become a vegetarian

如何吃素
最安心？

素食原來要這樣吃，
別讓錯誤的茹素觀念扼殺你的健康。

　　茹素可以避免感染禽流感、狂牛症、口蹄疫病毒的不良肉品，似乎比葷食生活安全許多，但是歷年來黑心素食的傳聞始終不曾間斷，青菜水果又容易遭到農藥汙染，讓茹素的朋友膽戰心驚，深怕不小心吃進黑心素料、黑心青菜而危害健康。而食品製造廠商僅標示不確切的「素食可食」，也讓吃全素的朋友感到困惑，不知道自己能否食用該產品。整體而言，茹素者在購買食材時，除了要確認安全性，還得查證該食材是否為素食，分外辛苦。

　　我在本章節將為讀者說明如何採購各種加工品與生鮮品，除了提供

避免買到黑心素料的小撇步，還爲讀者解析加工品包裝上的各種標示，以及食品的營養素與熱量成分，讓你成爲採購專家，甚至列出可以方便買到素食的商家，希望能協助讀者正確挑選食材。此外，我會舉出10種不容易區分葷素的食材或食品添加物，讓茹素者不致誤食含有動物成分的食物而感到身心不適。

採購食材還有很多技巧要注意，例如：烹調用的植物油有許多種，哪一種油對身體最健康？是否需要針對不同的烹調用途，準備不同的油品？各種食材如五穀根莖、蔬菜、水果，要如何從外觀與觸感判定優劣呢？蔬果五穀與加工食品，有哪些具備公信力的國家級標章呢？唯有學會睜大眼睛、聰明採購食材，才能拒絕黑心廠商入侵生活，讓吃素生活更安心健康。

樂活素食購買關鍵一：素料安心買

茹素者往往會選擇食用素料，增加料理的風味口感，然而在超市與量販店購買素料時，上面往往只有「素食可食」的標示，讓人擔心廠商是否謊稱「素食」？此外，「素食可食」究竟是純素，還是蛋奶素？若是添加了動物成分「乳清蛋白」的素料，還算是素食嗎？

素食種類必須精確標示

行政院衛生署頒布規定，凡是從民國98年以後出產的素食品，必須明確標明「全素（純素）」、「蛋素」、「奶素」、「奶蛋素」、「植物五辛素」，不可再使用「素食可食」的字樣。例如：添加了乳清蛋白

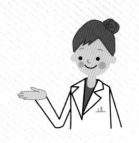

成分的素料，因為乳清蛋白來自於牛奶，須標示為「奶素」，不可標示為「全素」，如此一來，全素者才能更安心地選擇適合個人茹素習慣的產品。

因此，我會建議讀者以後到超市或量販店選購素料時，認清「全素（純素）」、「蛋素」、「奶素」、「奶蛋素」、「植物五辛素」等五種標示，才能選購最符合飲食習慣的素料。

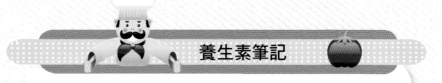

養生素筆記

乳清蛋白是什麼？

乳清蛋白是一種優良的膳食補充劑，可以降低許多疾病的發生機率，它是由乳清當中所提煉出來的。此外，乳清蛋白會影響穀胱甘肽的生成，同時也具有抗炎性的特質。

包裝素料勝於散裝

根據行政院衛生署近幾年來的〈市售素食食品摻動物性成分調查結果〉，從民國96年度開始，依散裝素料與包裝素料分別統計摻有動物性成分的違規件數，數據顯示，包裝素料中沒有任何一件違規摻有動物性成分，而散裝素料不合格的比例平均為32%。有鑑於此，茹素者在購買素料時，選用成袋包裝的素料較為可靠。

而其他可供素食消費者參考的指標包括信用良好的製造商，以及成分標示清楚詳盡的素料。購買散裝、廉價、欠缺品牌名稱、沒有製造廠商標示、缺乏有效期限標示、沒有成分與內容物標示的素料，必須要承擔更大的風險。例如：若買回家烹調後，發現口味過重或口感太有彈性，顯得不像素食的素料，則可能摻有動物成分，卻因沒有廠商標示而求助無門。

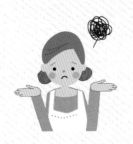

養生素筆記

全廣素食

　　全廣素食可以在各大頂好超市和素食超市購買，其商品皆有食品GMP的保障，並且堅持以百分百素食製造，有興趣的讀者可以連結至他們的網址：http://chinese.104web.com.tw/cetacean/ezcatfiles/chinese/img/img/201/ch_main.htm

同類商品比一比

　　如果無法判斷商品是否加了過量的食品添加物時，可運用以下方法作簡易的檢測——與同類商品比比看。產品顏色若比同類商品白，可能是添加漂白劑或螢光劑；如果產品顏色明顯比同類商品鮮豔許多，可能

加入過量的食用色素甚至不合法的色素來源；若產品比同類商品更有彈性，可能使用了硼砂等增加彈性的化合物；如果一般同類商品保存期限為三個月，而購買的產品保存期限為半年，可能防腐劑的含量較高，必須特別注意。

減少攝取素料，吃得更安心

除了注意製造與標示資訊，建議素食者盡量少吃素料製品，即使素料沒有添加動物成分，但為了增加彈性、色澤與賣相以利於長久保存，廠商或多或少會加入一些食品添加物，長期食用將危害人體。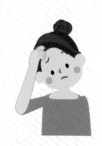

至於豆腐、豆乾等黃豆製品，則須注意產品的保存期限是否過長，並購買可信賴的品牌或向可靠的製造商家購買，才能吃得安心。

養生素筆記

天恩素食

天恩素食在各地傳統市場、素料專賣店、家樂福、全聯社、大潤發、7-11、全家、萊爾富、OK便利店……等上萬餘據點均有販售，目前網路上也能訂購商品，想知道天恩素食的詳細內容，請參照以下網址：http://www.tenin.com.tw

如果讀者對市售食品有任何疑慮，可以鎖定衛生署食品資訊網的「不合格食品資訊」專區，網站上將會隨時公布抽查檢驗結果，為你揪出黑心商家，讓你避免不慎購入黑心商品，傷了荷包又傷身！

衛生署食品資訊網「不合格食品資訊」專區網址：http://food.doh.gov.tw/foodnew/Unqualified.aspx

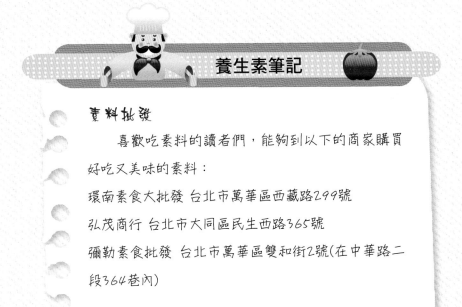

養生素筆記

素料批發

　　喜歡吃素料的讀者們，能夠到以下的商家購買好吃又美味的素料：

環南素食大批發 台北市萬華區西藏路299號

弘茂商行 台北市大同區民生西路365號

彌勒素食批發 台北市萬華區雙和街2號(在中華路二段364巷內)

樂活素食購買關鍵二：食品包裝標示輕鬆看

一般來說，食品所使用的添加物，最常見的是動物組織、動物漿、魚漿、肉漿等葷食，因此對於愛吃素料的茹素者造成很大的困擾。

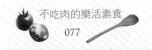

根據過去的調查，還發現某些食品，加了防腐劑後會增加彈性與Q度，所以衛生署經常檢驗粉圓，因爲不肖業者經常添加化合物以增加彈性，因此我會建議讀者在購買商品之前，一定要詳細地檢查產品包裝，才不會吃進傷害身體的食品添加物。

　　舉例來說，觀察商品除了素食的相關標示以外，食品包裝上還標示了很多資訊，這些標示透露了什麼樣的訊息？購買之前，消費者是否需要特別注意標示內容？

完整的標示有哪些？

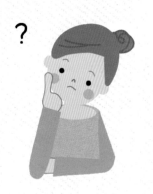

　　根據行政院衛生署規定，不論是進口或本地製造的商品，都應該要有完整的包裝標示，進口產品亦應該加上中文標示。如果缺乏內容名稱及重量、容量或數量、食品添加物名稱、有效日期、營養成分等任一項標示，就是標示不清，消費者應拒絕購買標示不確實的食品。完整的包裝標示應具備下列項目：

認清正確的包裝標示

標示項目	注意事項	實際舉例
內容物	是否清楚地列出內容物項目與內容量。	水、番茄濃縮汁、砂糖、膳食纖維、蜂蜜、檸檬酸，內容量750毫升。

標示項目	注意事項	實際舉例
食品添加物名稱	1. 食品添加物包括：防腐劑、抗氧化劑、漂白劑或香料。 2. 不合法的添加物有紅色色素2號、甘精、吊白塊、螢光增白劑、氧化鉛、硼砂與銅鹽，若商品上有前述標示則不應購買。 3. 亞硝酸鹽、亞硫酸鹽、過氧化氫、溴酸鉀、對羥苯甲酸、聯苯、黃色色素4號等添加物雖然合法，但食用過量將對身體造成危害。 4. 必須標示添加物含量。	食用色素紅色3號。
廠商名稱及電話、地址	必須是實體的地址，不能以郵政信箱代替。	真好喝股份有限公司台灣嘉義縣水上鄉保南村工業東三路二號消費者服務專線：（07）12345678。
有效日期	可標示製造日期與保存期限，或是直接標示使用期限。	2020年5月1日製造。2022年5月1日到期。

標示項目		注意事項	實際舉例
營養成分	蛋白質	以公克為單位，須註明每一份產品的蛋白質含量，精準度必須至小數點第一位。	0.5公克。
	碳水化合物	以公克為單位，須註明每一份產品的碳水化合物含量，精準度必須至小數點第一位。	7.2公克。
	脂肪	以公克為單位，包含「飽和脂肪」與「反式脂肪」兩種，須註明每一份產品的脂肪含量，精準度必須至小數點第一位。	0.0公克。
	熱量	以大卡為單位，須註明每一份產品的熱量含量，精準度必須至小數點第一位。	22.2大卡。
	鈉	以毫克為單位，須註明每一份產品的鈉含量，精準度必須至小數點第一位。	30.0毫克。
	其他營養素	若包含其他營養素，須額外註明清楚。	天然茄紅素7.3毫克。

營養標示，注意份量

「產品營養標示」欄位除了讓消費者了解其所包含的營養素資訊，也方便我們評估每日攝取的營養素是否過量，購買前後、食用前後，不妨好好研究營養標示數據。值得注意的是，「產品營養標示」項目有特殊的格式，右表是最常見的營養標示格式，廠商以一份100公克來計算營養素，這項產品重260公克，因此一份產品包含2.6份，而產品的熱量則為「24×2.6＝62.4」大卡，可別以為自己只吃進24大卡的熱量喔！

產品營養標示

每一份量　100公克（或毫升）	
本包裝含　2.6份	
每份包含	
熱量	24大卡
蛋白質	0.4公克
脂肪　飽和脂肪	1.9公克
反式脂肪	0公克
碳水化合物	12.3公克
鈉	27.3毫克
宣稱之營養素含量	0毫克
其他營養素含量	0毫克

反式脂肪，睜大眼睛看！

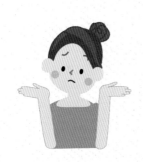

「營養標示裡為什麼有『反式脂肪』這項標示？它和飽和脂肪酸有什麼不同？」

「不飽和脂肪酸對人體不是比較好嗎？這不是人們採用植物油來替代動物油的原因嗎？」

反式脂肪也有人稱作反式脂肪酸、Trans Fatty acid或Trans Fats，屬於「不飽和脂肪酸」。

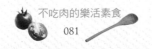

由於植物油容易氧化而變質，且比
較不耐高溫，為了延長保存期限，並使
植物油經得起高溫烹調，人們發明了
「氫化」的油品技術，同時運用在製造
烘焙用的酥油，因為它能讓酥油在烘焙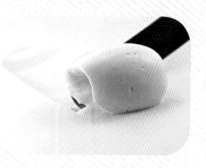
後產生層層酥脆的絕佳口感。然而這種「氫化」的技術會改變油脂的分
子結構，使它的順序相反，因此被稱為反式脂肪。

反式脂肪對人體健康有害，會增加「低密度脂蛋白（LDL）膽固
醇」，以及降低「高密度脂蛋白（HDL）膽固醇」的含量，提高人們罹
患心血管疾病、大腸癌、糖尿病的機率，反而喪失了食用植物油的益
處。

自從科學家發現反式脂肪會影響人體健康，美國政府規定食品業者
必須在食品包裝上標示是否含有反式脂肪以及反式脂肪的含量，丹麥政
府更規定不能販賣含有超過2%的反式脂肪的食品，因此，購買食品之
前，須特別留意反式脂肪的相關標示。

我們經常食用的奶精、奶酥製品、薯條、鮮奶油、起酥片，都含有
大量的反式脂肪，而食品標示中如果出現「氫化」、Hydrogenated，或
是曖昧不易分辨的「半氫化、硬化、植物性乳化」，就表示廠商使用了
氫化技術，其產品可能含有反式脂肪酸，購買時一定要特別注意。如果
明明已標示了「氫化」兩個字，營養成分欄位中卻標示含有「0.0克」的
反式脂肪，即是標示不實，應拒絕購買該產品。

嚴選優質廠商標示，買了才安心！

經過政府多年來的宣導與推廣，大家都知道肉品界有CAS優良冷凍

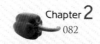

肉品標章；而不是肉品的食品是否具備哪些標章，可告知消費者，這間製造廠商已經通過相關認證，而且值得信賴？

答案是有的！以下介紹幾個食品業相關的優良廠商標章，如果你採購的食品與加工品中，具備下列標章字樣，表示能安心購買。

通常具有下列標章的食品，標章上一定有「許可字號」字樣，才是正確、非偽造的標章，我建議讀者在購買時千萬要特別注意！

優良廠商標章

標章名稱	名稱含義	說明	合格廠商名單查詢網址
GHP	Good Hygienic Practice 良好衛生規範，又稱為食品 GMP（Good Manufacturing Practice）。	符合衛生規範的製藥廠是GMP藥廠，符合衛生規範的食品廠就是GHP食品廠。一般來說，製造、加工、調配、包裝、運送、儲存、販賣都需符合衛生要求的自主性管理制度，通過審核才能獲頒GHP標章。	台灣食品良好作業規範發展協會網站：http://www.gmp.org.tw/
CAS	Chinese Agricultural Standards 優良食品標章。	CAS不只是肉品標示，它也是國產農產品及加工品的高品質標章，因此在素食農產加工品上也可能看到CAS標章。	財團法人台灣優良農產品發展協會網站：http://www.cas.org.tw

標章名稱	名稱含義	說明	合格廠商名單查詢網址
健康食品	又稱衛生署健食字標章，表示為具有調節免疫機能、血脂、調整腸胃功能、改善骨質疏鬆、牙齒保健、調節血糖、護肝、抗疲勞、延緩衰老等功能的食品。	必須向衛生署申請許可，驗證產品確實具備這些功效以後，才能標示在食品包裝並運用於廣告中。若擁有這些功效且通過衛生署審核的食品，將領有健康食品標章。	無
HACCP	Hazard Analysis Critical Control Point 危害分析重要管制點。	HACCP類似ISO，是廠商自發性申請並輔導通過的標章，是一套在產製、配送及使用等作業階段中，相關的物理、化學與微生物性等危害風險的確認、評估與控制方法的系統性管理制度。	

資料來源：中華民國健康食品協會http://www.hfa.org.tw/

 樂活素食購買關鍵三：油品安心買

食用油品對素食者來說相當重要，尤其是外食族群的素食者，經常會吃進過多的油脂或是人工添加物。因此，在選擇食物的原則上，選用加工程序少且可以在很短的期限內食用完畢的食物為佳。而自行準備餐點的家庭所烹調的家常料理一定會使用到油品，不過究竟該買什麼種類的油品比較好？如何才能買到令人安心的食用油呢？

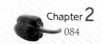

常備兩種油，符合各種用途

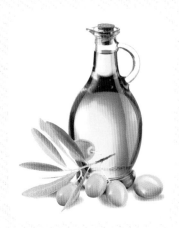

　　每一種油品的冒煙點不同，不飽和脂肪酸在高溫下容易變質，甚至會轉換為有毒性的物質。由此可知，適合作為涼拌與水炒的葵花油不適合拿來煎炸食物；而適用涼拌、水炒（加點水來炒菜，可以讓溫度拉低到一百度左右）、中火炒、煎炸的葡萄籽油，很適合當作家裡的常用油品。因此，家中最好準備兩種的食用油，一種用來涼拌與水炒，當成主要用油，偶爾需要中火炒與煎炸食物時，再用冒煙點較高的油，如椰子油等；依據不同的烹調目的，使用最適當的油品，才能確保健康。

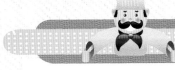 養生素筆記

冒煙點

　　冒煙點介於熔點與沸點之間，也就是把油脂加熱到產生冒煙的溫度，而當溫度超過冒煙點時，通常油脂的品質已經開始變質，甚至起火燃燒，而且食物會因此產生不好的味道。

依據烹調，挑選油品

烹調方式 / 油品種類	涼拌	水炒	中火炒	煎炸
葵花油	☆	☆		
亞麻仁油	☆	☆		
菜籽油	☆	☆		
大豆油	☆	☆	☆	
玉米油	☆	☆	☆	
冷壓橄欖油	☆	☆	☆	
花生油	☆	☆	☆	
芝麻油	☆	☆	☆	
椰子油		☆	☆	☆
葡萄籽油	☆	☆	☆	☆

買油、儲存有撇步

在台灣，許多油品都是精製過的，故在煎炒的過程中等於多加一道氧化的手續，因此讀者購買食用油時，可別匆匆從超市貨架上拿了一瓶特價油品就離開，記得檢查下列項目，張大眼睛仔細挑！

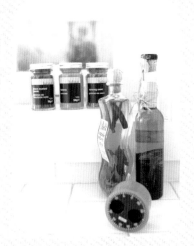

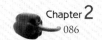

挑選油品小撇步

項目	注意事項
油品	油品清澈，沒有沉澱、泡沫、異物、懸浮物，並且要注意油品沒有發黑或怪異的顏色。
包裝	密封、完整，鐵製容器不應生鏽，如果是裝在透明容器如塑膠或玻璃，購買日期與製造日期不宜超過3個月。
標示	清楚標示內容物與製造日期，並留意油品是純種油還是調和油，如果混合多種油品，較難判定其冒煙點與適用的烹飪用途。
商標	標示出信譽可靠的品牌，有食品GMP認證最佳。
容量	小包裝的油品在過期與氧化前較容易食用完畢，別因貪小便宜而購買大包裝的油品，也不要選擇散裝油。

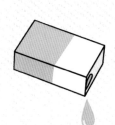

油品買回來以後，不可隨意放置，適當的收納位置才能避免油品太快變質，延長油品氧化的時間。

油品的存放地點適合在沒有日光照射的地方，陰涼乾燥的櫃子最為適宜，但不要放在瓦斯爐旁；如果為了方便隨時取用，想要放在瓦斯爐附近，應另外存放在乾燥、沒有水分殘留、乾淨的小型瓶罐中，使用完畢後再倒入油品，且不要讓油罐太過接近瓦斯爐。

不論裝在什麼樣的容器中，每次使用完畢，一定要將瓶蓋旋緊，以免空氣進入而加速氧化過程。最重要的是，油品要在使用期限前使用完畢，過期油品請勿再食用！

樂活素食購買關鍵四：素不素，有關係

食品添加物中，有很多無法辨明葷素的化學物質容易讓人混淆，也讓素食者感到非常困擾，深怕吃進任何動物性成分。一旦誤食含有動物性成分的食品，除了因宗教與環保而茹素的人會感到愧疚不安外，長期茹素的人也有可能因為身體已無法適應動物性成分，而引發不適症狀，所以必須特別留意。

為了讓讀者吃得更安心，接下來，就讓我們一起來看看有哪些不易分辨的食品添加物，我將會在下方一一揭曉它們究竟是葷還是素的謎底！

明膠（吉利丁）是素的？

明膠是極為常見的食品添加物，像是食品中果凍般的口感都是來自明膠。明膠又稱為「吉利丁」，英文為Gelatin或Gelatine，提煉自動物的骨骼或結締組織，屬於動物性蛋白質，因此明膠是「葷食」。

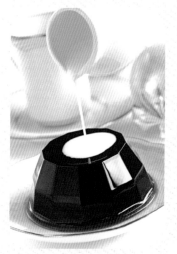

果凍、布丁、慕司、起司蛋糕、口香糖與果醬中都有明膠的蹤影，在購買前述食品時，讀者務必睜大眼睛看清楚，成分標示上方是否出現明膠或吉利丁的名稱。

明膠不只出現在固態食品中，市售飲料也會使用明膠來製作！因為明膠是常見且合法

的黏稠性食品添加物，像是口感較黏稠的飲料，如番茄汁、芭樂汁、胡蘿蔔汁，往往會添加明膠。由此可知，飲料也有葷素之別，提醒讀者下次買飲料時，不妨多留意飲料標示。

值得注意的是，明膠還會出現在藥品內，但素食者可能難以避免食用，那就是藥物膠囊。藥物膠囊通常是由明膠製成，市面上替代產品甚少，因宗教關係而茹素的朋友，就醫時必須特別告訴醫師，請醫師協助開立完全不含動物成分的藥物。

另外還有一種「吉利T」（食品成分標示為Jelly T）是從海藻中提煉出來的添加物，和洋菜、寒天一樣，都是屬於純素的食品，所以茹素的朋友可以安心地食用。

起司是素的？

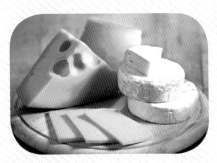

對於蛋奶素的讀者而言，起司是美味又營養且不可或缺的食品，然而製作起司的過程中，必須加入凝乳劑（又稱凝乳酵素，英文為Rennet），促使牛乳凝固成形，才能製作固體狀起司。而凝乳劑一般取自於小牛的胃，依此定義而言是葷食，除非你選購標示為「使用植物性凝乳劑」或是以菌類發酵的起司產品，例如：廣受素食者歡迎的辮子乳酪（好事多或是網路上都可以購買）、披薩專用起司，才是真正的蛋奶素！

天然食用色素是素的？

天然的食用色素有很多種，包括葉綠素、紅莧菜色素、薑黃素、花青素等，大多來自於植物，然而食用色素也有部分選用自動物原料，像

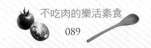

是蟹色素、蝦色素與胭脂蟲紅色素等。

蟹色素、蝦色素來自蝦蟹等甲殼類動物，而胭脂蟲紅色素又稱紅洋酸，取自一種名為胭脂蟲的昆蟲，並且廣泛應用在食品中，像是果醬、蜜餞等，甚至少數的素火腿中也會出現胭脂蟲紅色素！因此，天然色素未必全部都是素食，茹素者在購買與食用前，務必特別留意食品標示，才不會買到假冒的素食品。

蜂蜜、蜂膠是葷的嗎？

蜂蜜是由蜜蜂採集花蜜，進行釀造並儲存在蜂巢而成，過程中並無動物犧牲，再加上蜂蜜的主要成分為葡萄糖與果糖，含有微量的礦物質、維生素，故在食品定義中屬於「糖類」，因此不少茹素者會食用香甜美味的蜂蜜。

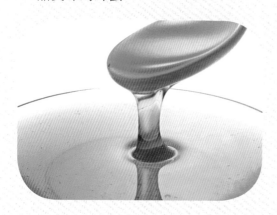

然而還是有部分茹素者不吃蜂蜜，因為在部分的宗教教義裡認為蛋、奶、蜂蜜是其他動物的食物，假如人類食用蛋、蜂蜜、奶類，即是搶奪其他動物的食物。因此，蜂蜜是否為葷食，可視個人宗教信仰而定。

蜂膠不是蜜蜂的食物，而是蜜蜂從植物採取的特殊膠質成分，混合了蜜蜂的喉腺分泌物而成，具有抗菌效果，在健康食品中被廣泛應用，過程中亦無殺生。蜂膠的主要成分為樹脂與膠質，茹素的讀者可自行決定食用蜂膠與否。

值得注意的是，少數人可能會對蜂膠過敏，故食用之前必須確定自

己是否對蜂膠具有抵抗力。

鈣片是素的？

許多人由於健康因素而補充鈣片，不過，鈣片是否爲素食呢？鈣片中的鈣質來源有天然與合成鈣質，天然鈣質是由動物骨骼或牡蠣殼加工而成，來源較無法鑑定；而合成鈣質則是在實驗室中製作，常見的合成鈣質包括碳酸鈣、磷酸鈣、檸檬酸鈣和葡萄糖酸鈣，我會建議素食者在購買鈣片時，可以考慮由合成鈣製造的產品，較有保障。

乳化劑是素的？

看到冰淇淋、糕點、鮮奶油中的「乳化劑」，以爲是由牛奶製成的食品添加物，甚至認爲乳化劑是蛋奶素可食用的成分。其實乳化劑是由脂肪製作而成，且多來自於動物性脂肪，唯一的植物性乳化劑是大豆卵磷脂。因此，若是食品包裝上未註明是「非動物性乳化劑」或是「植物性乳化劑」，極有可能是以動物性脂肪所製成的乳化劑，素食者必須特別注意。

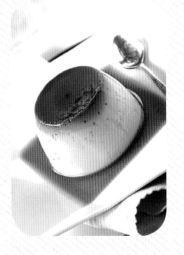

龜苓膏是葷的？

龜苓膏是台灣人經常食用的保健食品，它究竟是葷還是素呢？傳統的龜苓膏在製作時必須使用龜板（龜殼的一部分）以取其膠質，因此傳統龜苓膏是葷食。不過，許多廠商考慮到素食人口，便開始尋求其他素食食材以取代龜板，開發出素食者也可食用的龜苓膏，並強調已去除動物性成分。故素食者在購買龜苓膏時，只要多加留意內容物即可。

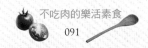

牛油是葷的？

　　牛油是指從牛奶中提煉出來的油，通常亦稱為奶油，台灣較少看到取自牛脂肪的「牛油」。牛油屬於蛋奶素食品，所以蛋奶素者可安心食用；而全素的朋友通常會以乳瑪琳（Magarine）代替牛油，它是將植物油氫化而製成的，因此屬於純素食品，但是植物油氫化過程中會產生反式脂肪，因此我比較不建議讀者食用乳瑪琳。

膠原蛋白是葷的？

　　很多人會食用膠原蛋白來養顏美容，而膠原蛋白到底是葷食還是素食？茹素者可以吃膠原蛋白嗎？

　　膠原蛋白是動物細胞的重要細胞間質，大多存在於皮膚內，像是豬腳、雞腳、魚皮即含有豐富的膠原蛋白；植物亦可萃取出膠原蛋白，雖然其分子構造和動物性膠原蛋白較不相同，但仍有讓皮膚保持水分的功效。

　　舉例來說，常見的植物膠原蛋白來源有木耳、大豆、納豆、珊瑚草、蘆薈、山藥，故希望維持皮膚彈性的茹素者可以多補充這類飲食，即可獲取植物性膠原蛋白。

冬蟲夏草是葷的？

　　冬蟲夏草又名天然蟲草、冬蟲草、夏草冬蟲等，原本是由真菌寄生在蟲體而形成，但是自然採收的冬蟲夏草產量極少，供不應求，所以生物科技廠商大多以特殊方式獨立培養真菌；不過在培養真菌的過程中，需要提供真菌含氮物質，而通常含氮物質極有可能來自於動物。故冬蟲夏草本身為素食，但素食者最好還是向醫師或製造廠商確認來源，才能安心食用。

養生素筆記

冬蟲夏草功效

冬蟲夏草具有壯陽、治療氣喘及慢性肺部疾病、增強心臟功能、調節免疫、延緩腎臟病症的惡化、調節性腺功能、降血壓、抗病毒、抗癌及促進造血等功效。

樂活素食購買關鍵五：蔬果安心買

素食者須大量食用新鮮蔬果，不過有機蔬果的價格較為昂貴，故消費者大多購買一般蔬果。但市售蔬果的農藥殘留率高達96％以上，究竟要如何選購令人吃得安心的蔬果呢？

選購蔬果，農藥不要來

體型碩大、外型光滑美觀、價格昂貴、包裝精美，是否就是健康蔬果？在選購蔬果時必須先觀察外觀，我提供讀者以下的判斷條件：留有少數菜蟲、葉面過於光潤、無枯萎且有彈性、莖部豐碩、斷口水分充盈、無泥土附著等。我將在下頁表格列出選購蔬果的方法，協助讀者買得安心、吃得健康！

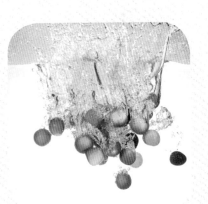

選購蔬果小撇步

購買與否 指標	建議購買	細心挑選
外觀	略有蟲孔、病斑、凹凸不平。	過於光滑、平整、美觀。
菜蟲殘留	留有少數菜蟲的蔬果，表示較無農藥附著問題。	易有蟲害卻完全沒有菜蟲、果蟲殘留的蔬果，表示可能附著農藥。
表皮	表皮光滑無細毛的蔬果，本身較不易附著農藥。	表皮不平滑、有細毛的蔬果種類，較容易附著農藥。
套袋	有套袋保護較不易附著農藥。	沒有套袋保護較容易附著農藥。
季節性	當季水果於盛產期間較不需要噴灑農藥，且價格較便宜。	非當季蔬果易遭蟲害，必須經常噴灑農藥，且價格較貴。
特殊氣味	有特殊氣味的蔬果，如九層塔，可以驅散菜蟲，減少農藥的使用量。	沒有特殊氣味的蔬果較無保護機制，多半需要噴灑農藥。
吉園圃安全蔬果標章	有標章表示經過農委會把關，確認為無農藥殘留的蔬果。	無標章表示未經過農委會把關，無法確認產品是否殘留農藥。
購買習慣	經常替換蔬果種類，並隨機選擇不同產地，讓蔬果來源多樣化，也可避免大量食用同種農藥。	總是買同一種類、同一產地的蔬果，可能大量攝入同種農藥。

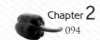

認明吉園圃安全蔬果標章

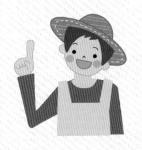

　　　　　　　　　沒有農藥殘留、可安心購買的蔬果農家，有無任何標章可供辨識呢？吉園圃安全蔬果標章就是由此而生。「吉園圃」是Good Agriculture Practice（優良農業操作）英文縮寫GAP的音譯，要通過吉園圃認證必須經過輔導、檢驗與管制等步驟，其流程相當嚴格，因此深受民眾的信賴。

　　想要知道吉園圃安全標章產品有哪些，以及特定產銷商品是否符合吉園圃安全標章，可至行政院農委會農糧署網站之吉園圃安全蔬果資訊網查詢：http://agrapp.coa.gov.tw/GAP/JSP/index_1.jsp

洗菜四妙招，降低農藥殘餘

　　當你無法確定購買的蔬果是否殘留農藥，怎麼辦？我在此提供讀者幾項小撇步，幫你洗去大部分的農藥，減少農藥殘留之害。

1. 洗、泡、沖，三階段去農藥

　　除了洗去蔬菜上的塵土、泥沙與蟲之外，還需要根據不同蔬果的特性，盡量地清洗乾淨。洗淨後先別急著烹調，可以用清水浸泡15分鐘，再倒掉清水並沖淨蔬果。

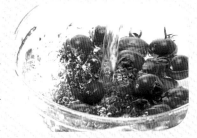

2. 蔬菜拆開洗，更乾淨

　　包心菜、高麗菜、大白菜等葉菜類食材，最外層的葉子較容易附著農藥，故最好剝下棄之不用；接著將葉片一片片地剝下清洗。如果是具有蒂根的蔬菜，像是青江菜，或有粗莖的蔬菜，如綠花椰菜，則去除蒂

根或莖後，再剝下沖洗。

3. 連皮食用，軟刷刷洗

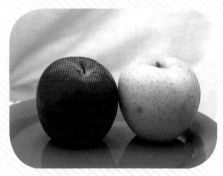

如果是需要連皮一起食用的蔬果，例如：茄子、小黃瓜、青椒、秋葵等蔬菜，可準備專用的軟刷，輕輕刷洗。

4. 去皮食用，洗了再去皮

如果是烹調或生吃前要去皮的蔬果，例如：絲瓜、白蘿蔔、蘆筍等，還是需要先清洗後再去皮。假如是有蒂頭的蔬果，像是蘋果、瓜類等蔬果，因為蒂頭凹陷處容易附著並累積農藥，則必須去除蒂頭再清洗與食用。若是無法去皮的蔬果，通常不建議生食，加熱烹調後再食用，能夠避免直接將大量而無法洗淨的農藥吃進肚子裡。

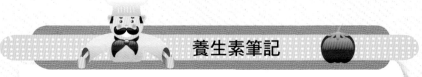

養生素筆記

蕈類的處理

在清洗白木耳之前，應該先以清水洗淨，最後浸泡於溫開水中，讓白木耳發開。浸泡溫開水後，將白木耳去除未開發的部分，再將蒂頭去除。而蘑菇切開之後，可能會因接觸空氣而變色，此時只要滴少許檸檬汁在蘑菇上，就能防止變色。

樂活素食購買關鍵六：五穀根莖安心買

五穀根莖類是人類的主食，占有最高的飲食比例，並能提供人體足夠的熱量及營養。像是糯米就含有豐富的醣類，不但可以供應大腦足夠的能量，還能讓腦細胞獲得營養。而根莖類所含的澱粉與蛋白質，可以替代穀物作為主食，故讀者在選購五穀根莖類時更須小心。

穀類怎麼買？

1. 包裝標示要清楚

包裝必須要標示品種、生產期別、加工日期、品質規格標準及碾製工廠名稱、服務電話，不要選購散裝或沒有標示的穀類，因為穀類也有食用保存期限，越新鮮的穀類越好，同時要避免存放太久。此外，選擇知名品牌的穀類較有保障，因為廠商為了維護商譽，較為重視品質管制，茹素者可以安心選購。

2. CAS加持較安心

穀類不適用吉園圃安全蔬果標章，但適用於CAS優良食品標章，因為CAS良質米廠商所生產的稻米具備「台灣好米」的標章，因此購買具有CAS認證的產品可以很放心。

3. CNS米等級有差異

經濟部標準檢驗局的國家分類標準CNS將稻米分成一至三等級，其中一級米的米粒差異最小，品質最高。

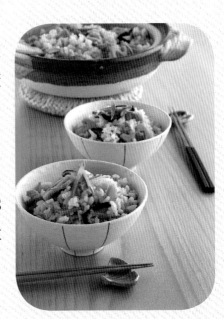

4. 外表仔細看

穀粒必須要大小一致、具光澤、顏色均勻，才是適合選購的優質穀類。如果有碎裂穀粒、粉質穀粒、遭病蟲啃蝕的蟲害穀粒、形狀怪異的穀粒、砂粒碎石、發霉、異味等情形，表示穀類品質、新鮮度不佳，建議謹慎購買。

5. 小包比較好

雖然大包的穀類較為划算，但無法在期限內吃完導致存放過久，反而會喪失營養成分，更容易造成發霉、長蟲情形而無法食用，因此選購穀類時以小包為宜。

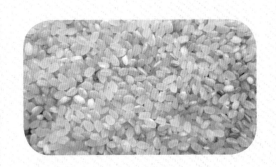

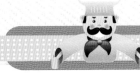 養生素筆記

烹調糯米

在烹調糯米之前，最好先將糯米放在清水中浸泡，經過兩個小時後再煮，不僅能幫助腸胃消化吸收，還能縮短煮飯的時間。而糯米分成兩種，其中長糯米煮起來口感比較硬；而圓糯米口感較軟，讀者可以自行選擇。

根莖類怎麼買？

根莖類植物不僅可當作主食，颱風來襲、菜價飆漲之際，根莖類作物最能維持穩定的價格。購買根莖類作物的原則很簡單，外表沒有過於明顯的凹凸不平、損傷為佳，如果已有霉菌感染，千萬不要購買，因為根莖類植物很耐存放，已發霉表示存放方式不佳，或是距離採收日過久。此外，馬鈴薯與番薯發芽時將會產生毒素，若已出現芽眼或冒出幼芽的商品，千萬不要購買！

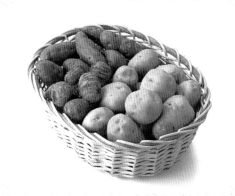

 養生素筆記

調理根莖類

處理芋頭時，一定要記得戴上手套，因為芋頭的汁液，會造成皮膚過敏發癢；也可以先將芋頭放入電鍋中蒸熟再去皮，將能避免皮膚過敏的現象。此外，切開的馬鈴薯容易變色，若將其放入水中浸泡十分鐘，就能防止切面變色，還能溶解澀味。

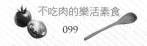
不吃肉的樂活素食

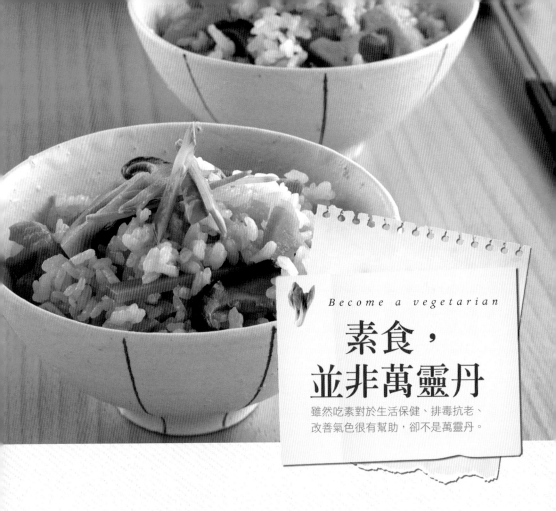

Become a vegetarian

素食，
並非萬靈丹

雖然吃素對於生活保健、排毒抗老、
改善氣色很有幫助，卻不是萬靈丹。

很多人吃素是為了維持身體健康，但是否養成了茹素習慣，就可以高枕無憂呢？其實，素食未必適合每一個人，決定吃素前最好請營養師與醫師評估自身的健康狀況，提醒吃素的注意事項，才能吃得較安心。

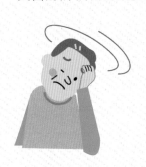

除了營養不良，蔬食者還可能因為飲食習慣不正確、個人體質或生活習慣問題，而產生慢性疾病。如果吃素的觀念錯誤，像是烹調方式不佳，可能會引發素食者常見的疾病，包括痛風、腎結石、貧血，如此一來，吃素不僅無益於健康，反而會妨

害健康，可就得不償失了！有些疾病在一般觀念裡看似與素食者無緣，例如：骨質疏鬆、心血管疾病等，但稍有不慎還是可能會罹患，我們必須了解這些疾病的主要成因，並藉助飲食來預防這些疾病。

除了飲食習慣，作息方式與生活環境對健康的影響也同樣重大，不要因為自己吃素，就表示能夠遠離所有的慢性病，而忽略了身體所發出的各種健康警訊，錯過早期治療的優勢！

素食適合我嗎？

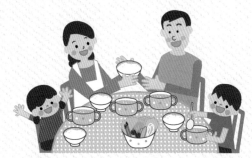

雖然蔬食的好處多多，但不見得每一個人都適合吃素。

除了飲食習慣以外，影響健康的因素包括個人體質、遺傳、生活環境、作息方式、壓力大小與年齡，一戶三代同堂的人家，即使讓每位成員吃相同份量、同樣內容的食物，可能有些人身體很健康，有些人體弱多病。因此，吃素或是大量蔬食，整體而言是個好習慣，但還是存在個體差異，故千萬不能因為「聽說吃素對身體很好喔！」就貿然地決定大幅改變飲食習慣。

了解自身健康，再判定吃素與否

即便本書倡導大量蔬食、肯定素食的好處，卻還是得提醒讀者們，素食對多數人而言是有益的，對少部分的人群未必有益，如果你打算更改飲食習慣，成為一位素食者，建議你先進行健康檢查，了解自己的健康情形，並諮詢醫師與營養師，確認是否需要補充哪些營養素或特定食物，才能吃得更安心、健康。

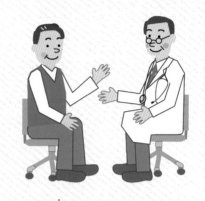

　　若是身處於特殊情況的族群，例如：計畫懷孕、懷孕中、坐月子、授乳期的女性，或是成長中的青少年、骨折、開刀復原中的人。如果你正打算採用大量蔬食的飲食方式，我會建議讀者先試著吃素幾天，看看身體是否出現不適。假如未來希望以素食為主要的飲食方式，同時沒有宗教考量，可以採用蛋奶素；並且向營養師確認，是否需要特別補充哪一類的食物與營養素。

長年茹素者，請定期檢查

　　如果你或你的家人，原本就是長期茹素者，提醒你，千萬別認為吃素就能保證健康無虞。即使原本身體狀況極為健康，還是會受到年齡、生活環境、作息方式、工作壓力與特殊生理狀況（如懷孕、受傷、開刀等）而影響健康，改變體質。因此我會建議讀者，一定要定期檢查身體與健康情形，視情況調整飲食習慣；如果家中有因宗教而長期採用全素飲食的長輩，更要協助他們定期進行健康檢查，才不會因為錯誤的飲食習慣，讓健康受損。

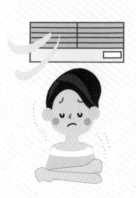

什麼人不適合吃素？

　　吃素與大量蔬食的用意在於減少攝取脂肪量、清腸健胃、養顏美容，然而，未必每個人都適合吃素。舉例來說，如果原本就屬於體弱多病、免疫力不佳的人，身體的代謝、營養素合成等機能可能略有問題，這些體質的朋友，需要的

可能不是茹素或清淡無油的飲食，而是大量的營養素，如果匆匆決定吃素，或是堅持不肯調整烹調與食材的選擇方式，可能會越吃越不健康！

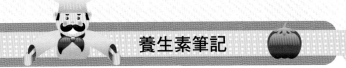

養生素筆記

素食減重法

　　希望以素食減重者應該盡量避免油炸的烹調方式，減少含糖飲料及零食的攝取，選擇未精製的五穀根莖類為主食，並攝取各種顏色的蔬果，培養規律運動習慣，同時利用飲食記錄監控熱量攝取等方法來控制體重。

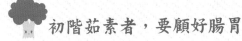

初階茹素者，要顧好腸胃

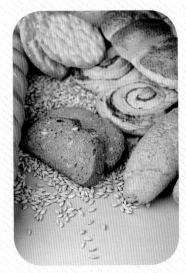

「我最近開始吃素，這幾天都只有吃蔬菜水果，不然就是豆類製品，我發現上班的時候不管是坐著還是走路，都會一直放屁，真的感到很困擾。」

　　事實上，這種令人難堪且不舒服的情況，確實經常發生在剛開始吃素的人身上。

　　因為素食中的豆類、五穀類、蔬果類含有

豐富的膳食纖維，而剛開始吃素的人常因求健康心切，以五穀米、十穀米或糙米飯取代白米飯，如果本身的腸胃不好，很容易在最初階段，產生腹脹、腹痛、排氣量高等問題，雖然不是嚴重的疾病，但若是輕忽這些情況，將會造成腸胃的負擔，使得消化功能越來越糟。

消化不良者，逐步適應高纖飲食

假如有消化不良等問題的人，不適合立即食用過多的五穀雜糧，建議你先維持食用白米的習慣，再增加蔬菜的飲食比例至正常攝取量，等你的腸胃習慣以後，再以白米混合五穀米、十穀米或糙米的方式進食，接著逐步降低白米的比例，直到腸胃完全習慣高纖的食物為止。

在循序漸進的茹素過程中，一定要補充水分至正常攝取量，才有助於腸道消化；而進食切忌吃太飽，以免增加腸胃負擔；亦可採用少量多餐的方式，慢慢讓腸胃適應高纖飲食。

最重要的是，消化不良者必須細嚼慢嚥，充分地咀嚼食物，讓碳水化合物在口腔內部就開始進行消化作用，促使食物在口腔裡停留久一點、咀嚼多一點，才可以產生更多酵素，以先行消化碳水化合物，藉此分攤腸胃的工作。

其實最佳的咀嚼次數為30次，但由於素食者增加了大量高纖或堅硬的食物，例如：糙米、堅果等，咀嚼次數需增加至70次以上。此外，細嚼慢嚥還可以避免空氣進入腸胃，有效防止空氣在腸胃中形成氣體，造成惱人的脹氣與腹痛等情況。

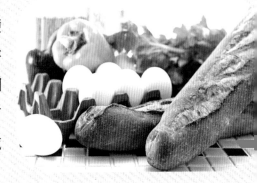

養生素筆記

素食可以促進消化

素食的食材中有不少是豆類和未精製的五穀雜糧，其中含有豐富的膳食纖維(而內含的寡糖也是體內腸道菌種的食物，腸內菌種將其利用後，也會產生氣體)，並能促進腸道蠕動，讓排便更順暢，不過也會造成排氣量增加的副作用。

素食者常見疾病TOP1：貧血

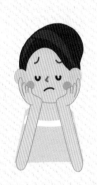

「陳小姐為了讓身體更健康，開始吃蛋素，但她最近陸續出現胸悶、全身無力、體重下降及手腳麻木等異常現象，就醫治療才發現，她因為維生素B$_{12}$不足而導致惡性貧血。」

報章雜誌經常出現類似前述的新聞。事實上，貧血是素食者最常見的健康問題，但為什麼吃素者容易罹患貧血？而貧血患者適合吃素嗎？

貧血的定義是「紅血球數量降低，或紅血球異常，而降低了血液攜帶氧氣的能力。」可能會導致疲倦無力、精神不濟、臉色蒼白、記憶力降低、胸悶、手腳麻木等症狀，雖然不會致命，卻足以造成身體不適與生活不便。

紅血球有90％是血紅蛋白，血紅蛋白是一種含有血紅素的蛋白質分子，而血紅素的中心分子是1個鐵原子，與4個氮原子。其中最常見的貧血疾病就是「缺鐵性貧血」，正是因為鐵質的攝取不足或吸收不良，促使血紅素無法順利地合成，並產生人體必須使用的紅血球數量，最後導致貧血。

吃素導致貧血原因一：鐵質不足

「紫菜、菠菜、空心菜、番薯葉等蔬菜，不是含有豐富的鐵嗎？吃素怎麼會缺鐵呢？」

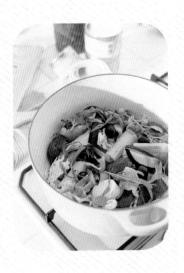

植物性食材確實含有極為豐富的鐵，其含鐵量甚至高於其他動物性食材，可惜的是，人體較容易吸收與利用來自動物性食材的鐵質，因此素食者必須吃進大量的含鐵食物，才能夠吸收並轉換成足量的鐵，故只要飲食稍微不均衡，長時間下來，體內可能沒有足夠的鐵質來製造血紅素。

此外，成長中的孩童與青少年、懷孕與授乳期的婦女，需要攝取比一般人更多的鐵質，故在飲食中鐵質所占的攝取比重宜特別留意。

吃素導致貧血原因二：蛋白質不足

除了富含鐵質的植物食材較不容易被身體吸收轉化以外，素食者也須攝取足量的蛋白質，原因正是前文所提及的，因為血紅素的中心結構是由鐵原子和氮原子所組成，而氮原子的食物來源為蛋白質（蛋白質是由氮、氧、碳原子組成的有機化合物）。

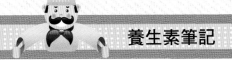

養生素筆記

避免攝取過多咖啡因

缺乏鐵質的素食者，應該避免攝取過多的茶飲、咖啡或是甜菜根，由於前述的食物會影響鐵質的吸收率，所以我會建議讀者將含有鐵質的素食與含有維生素C的食物一起食用，因為維生素C能夠促進鐵質的吸收。

如果你是蛋奶素的支持者，或是採用本書所建議的「六五四二，全面蔬食」飲食方式，因為飲食內容具備蛋類、奶類食物來源，較不容易產生蛋白質不足的問題；而全素者主要的蛋白質來源是黃豆，雖然黃豆富含必需胺基酸，也是優質的蛋白質來源，但前面有提到，人體較容易吸收來自於動物性食材的蛋白質。由此可知，若是本身對於蛋白質的吸收功能不佳，很容易會出現貧血症狀。

吃素導致貧血原因三：維生素B12不足

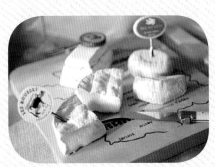

促使吃素者出現貧血症狀還有另一個成因，就是素食者不易取得足夠的維生素B12，尤其是全素飲食的實行者。因為具有促進紅血球製造功能的維生素B12，主要的

食材來源是牛奶、蛋類，若為全素者或是蛋奶類攝取不足者，難以取得來自於食材的維生素B_{12}，而導致貧血。

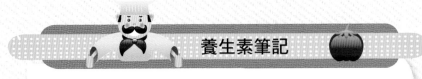

養生素筆記

貧血患者可多攝取發酵豆製品

因為維生素B_{12}普遍存在於動物性食品和乳製品，若是嚴禁食用乳製品的純素者，可能比蛋奶素者容易出現缺乏維生素B_{12}的問題。因此我會建議貧血患者補充發酵豆製品，像是納豆製品等，其含有豐富的維生素B_{12}。

患有貧血症，怎麼辦？

貧血主要是因為造血成分（鐵、蛋白質、維生素B_{12}）攝取不足、吸收不良，所以貧血患者並不適合採用全素飲食，必須請教醫師與營養師，調整飲食內容，甚至補充鐵劑，以增加造血時所需養分。

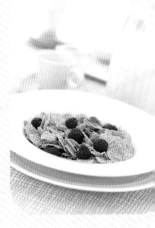

茹素者，預防貧血這樣做！

下列兩個飲食習慣，可以協助尚未出現貧血症狀的素食者，有效預防貧血問題：

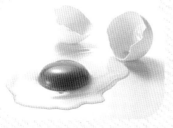

1. 確保蛋白質與維生素B$_{12}$攝取與吸收

讀者可以實行蛋奶素，並遵守本書所提倡的「六五四二，全面蔬食」飲食方式，每天攝取1～2份牛奶（1份為240毫升的牛奶），4份蛋豆類中，至少有1份是來自於蛋類（以1顆全蛋為宜，吃太多蛋反而會增加膽固醇）。

2. 避免鐵質吸收不良

很多人喜歡在飯後飲用一杯咖啡或是茶，然而咖啡與茶的咖啡因容易阻礙鐵質的吸收，故最好與含鐵食物分開食用。

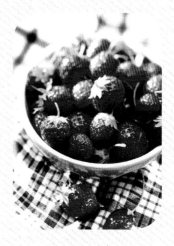

維生素C可促進鐵質的吸收，因此不妨多食用含有維生素C的食物；但維生素C容易因為高溫而流失，故維生素C的最佳來源為水果類，例如：柑橘類、莓類水果。

貧血警訊，不可輕忽！

貧血的首要原因是造血原料不夠，另一個原因可能是血液流失過多，紅血球來不及造血，因此需要另外檢視自身是否罹患胃腸道潰瘍、生殖系統疾病或泌尿道疾病等出血情況。

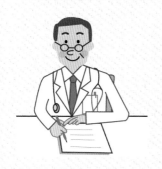

此外，貧血的類別分為很多種，甚至包含遺傳性與免疫系統失調等因素，千萬別因為臉色蒼白、容易頭暈而自行判定為缺鐵性貧血，誤以為補充食物營養素即可解決，建議至醫院進行詳細的檢驗與診斷，才能早期發現、早期治療。

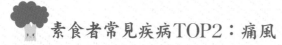 **素食者常見疾病TOP2：痛風**

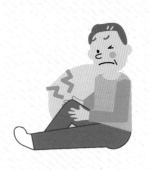

對於素食者而言，豆類是主要的蛋白質來源，而食用菇類同樣能加強營養素與食物風味。前述這兩類食物都是高普林的食物，因此素食者常常被認為是痛風的高危險族群。

痛風的定義是指「體內尿酸過多，或是尿酸無法正常排出體外，而使大量的尿酸鹽沉積於血液和組織中，尤其累積在關節處造成腫脹和變形，使得患者寸步難行。」此外，痛風將會反覆發作，而發作時經常疼痛難忍，造成患者極大的困擾與痛苦。

詳細探究痛風原因

尿酸來自於普林，因此高普林食物，像是素食的豆類、菇類，葷食的海鮮類，都被視為痛風患者的地雷。事實上，高普林飲食只是導致痛風的可能因素之一。

造成體內尿酸過多的原因包括攝取太多富含普林的食物，以及體內的蛋白質過高而加速尿酸合成，導致無法正常排泄尿酸，通常是因為腎臟或腸道難以順利運作，例如：水分攝取太少、經常空腹飲用大量酒精（特別是啤酒），而影響尿酸的排泄。

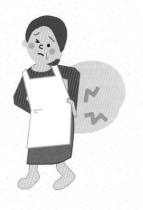

根據美國科學家分析葷食者與素食者的尿液化驗結果，發現葷食者的腎臟必須比素食者的腎臟辛勤工作3倍，才能消除食物中有害的毒素。人類的身體在年輕階段，通常可以接受額外的負擔，也不會察覺健康出現危機或病痛，一旦年紀漸增後，腎臟也開始逐漸老化，甚至會提前損壞，無法妥善排毒，進而產生

腎臟疾病。

　　當腎臟再也無法處理肉食所產生的過量毒素時，尿酸將不會被排出體外，反而會透過血液運送到全身各處，甚至被肌肉吸收。而尿酸將會在肌肉內部吸收水分，並且漸漸硬化，形成晶體。如果這些晶體影響到關節，就會產生痛風、關節炎、風溼等疾病；若是尿酸累積在神經，將會導致神經發炎和坐骨神經痛等病症。

　　由此可知，素食者並非特別容易罹患痛風，但可能因為吃進過量的豆類與菇類，而有痛風的隱憂。其實長期高蛋白飲食、飲水過少、飲酒過量，導致尿酸囤積在體內，無法排出，才是造成痛風的主要因素。

高普林食材，適量攝取

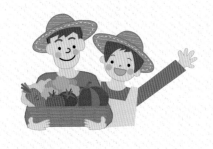

　　在素食的飲食種類中，黃豆及豆類製品、黃豆芽、豆苗、蘆筍、紫菜、香菇、酵母粉都是高普林食材。這些食材含有高度且多元的營養價值，只要適量食用，再

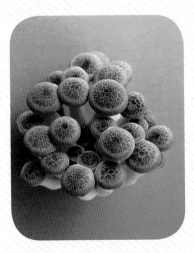

搭配良好的生活習慣即可。例如：維持正確的蛋白質飲食份量、充足的飲水，以及不過度飲酒，除非體質或其他疾病，通常不至於產生痛風之虞。

　　對於曾發作過痛風的患者，即使是高普林的素食食材，在非發作期間只要不過量攝取，並維持良好的生活方式，亦可以避免痛風再度發作。

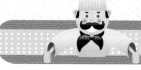
普林是什麼？

　　普林是體內代謝的物質，它可來自於身體自行合成、身體組織的分解、富含蛋白質的食物中。它是核醣核酸上的含氮物質，經由肝臟代謝形成尿酸，最後由腎臟排出體外。

素食者常見疾病TOP3：腎結石

　　「隔壁的王先生，因為罹患痛風，現在天天都吃燙青菜。前陣子經常聽到他喊著腰酸背痛，原本以為是肌肉拉傷，到醫院檢查才發現是腎結石！」

　　腎結石的成因是尿液中的礦物質結晶沉積在腎臟裡；由於常見的腎結石成分為草酸鈣，使得一般人認為多吃含有草酸與鈣的食物，容易結合為草酸鈣而導致腎結石。

　　其實這是錯誤的觀念，一般而言，腎結石的成因為高草酸、低鈣、少水的飲食習慣，由於適量的鈣質可以在腸道中結合草酸，形成草酸鈣並排出體外，避免草酸被人體所吸收。若是飲食中鈣質不足，草酸很容易會被人體所吸收，再加上飲水量少，體內沒有足夠的尿液來

稀釋草酸，產生腎結石的機率將會增高。

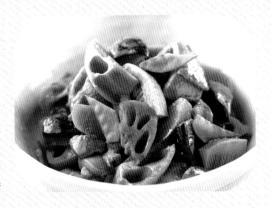

素食者的食物來源中，含有許多高草酸食物，像是青椒、番薯、菠菜、南瓜、芹菜、茄子、韭菜、芥菜、秋葵、花生醬、豆腐等。只要在烹調時加上適量的油脂，即可解除草酸鈣沉澱的現象；但如果吃得太清淡，只有汆燙而沒有加入適量的油脂，將容易導致腎結石。

由此可見，任何食材都必須適量，過與不及均會造成人體健康的傷害。例如：素食者如果烹飪時加入太多的油脂，會引發心血管疾病；如果不加任何油脂，反而招致腎結石，也會危害健康。

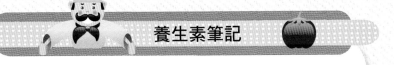

養生素筆記

低鈣、低草酸的飲食原則

腎結石患者宜採用低鈣、低草酸飲食原則，少吃奶製品、豆類製品、菠菜、香菇、甜食等。此外，根據日本的研究顯示，當血液呈現酸性時，容易形成結石；呈現鹼性時，將抑制結石形成，而人體在缺鈣時血液偏酸，故患者應該適量補充鈣質，將有助於抑制結石形成。

素食者特別注意：心血管疾病

「吳先生，你上回來看診時，我已經建議你飲食要清淡一點，以控制高血壓病情，不知你現在的飲食情況如何？」

「張醫生，我現在吃得很清淡，餐餐都吃素喔！像是蔥爆豆腐啦、炸素天婦羅、炸香菇等。」

「吳先生，飲食清淡是指少油、少鹽、少糖，你雖然吃的是素食，卻一點也不清淡，難怪血壓一直降不下來！」

實際上，有些吃素的人確實是抱持前述不正確的茹素觀念呢！由於素食的味道較為清淡，不少店家為了增加食物的風味，刻意在烹調時加重調味料的用量，或是以油炸、重油快炒的方式來料理，如此一來，反而攝取過多的油脂。

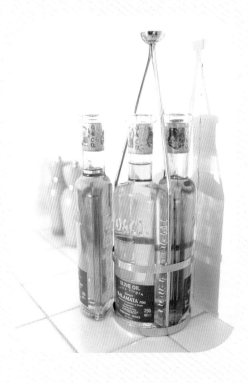

再加上業者為了增添素料加工品的風味，通常添加較多的鹽分，若是過量食用，很容易造成鈉的攝取量太多，故患者也沒有因為茹素而遠離高油、高鈉的飲食，自然就難以遠離心血管疾病了。

因此，如果你或家人都是素食者，須時時留意自己的健康，若是發現體重增加或過重、膽固醇過高、血壓過高，就必須檢視飲食內容是否多油、鹽。

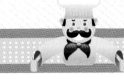

養生素筆記

時時檢視飲食習慣

一般來說，植物性飲食能夠降低膽固醇，不過，若是抱持著「因為開始吃素了，故可以吃得較多」的錯誤觀念，可能會讓血液中的膽固醇濃度增加，造成血液流動不順暢。因此，素食者必須時時檢視飲食習慣，多攝取大量的植物性食物，才能有效預防心血管疾病的產生。

素食者特別注意：骨質疏鬆

骨質疏鬆是因為骨質流失，導致骨骼越來越脆弱而骨折，所以我們常聽到老人家不小心跌倒就骨折，便是因為身體老化使得骨質流失，繼而產生骨質疏鬆症。

素食者，容易骨質疏鬆？

您是否認為，一定要多喝牛奶，才能預防骨質疏鬆症；因此素食者（尤其是不吃奶蛋的素食者）特別容易出現骨質疏鬆的情形？其實未必如此！

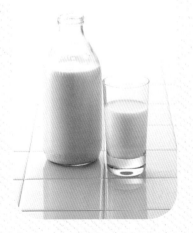

在《不生病的生活》一書提及主要酪農國（美國、瑞典、丹麥、芬蘭）國民有高比例的骨質疏鬆症患者，原因是動物性蛋白質的特定成分代謝後，易與鈣質結合成硫化物，隨著尿液排出體外而流失鈣質。因此，飲用過多牛奶或攝取過量蛋白質的人，可能較容易流失鈣質，不過至今尚未確認他們真正的致病原因。。

由此可知，葷食者或素食者都有可能罹患骨質疏鬆症，但光是攝取足量的鈣質還不夠，身體無法吸收鈣質，並順利地轉化為骨骼所用，才是造成骨質疏鬆症的原因。

少壯年骨質疏鬆大解密，運動最關鍵！

除了營養不足、體質、其他疾病以外，造成骨質疏鬆的主要原因是生活作息不正常！

首先，晒太陽會使人體產生維生素D_3，維生素D_3有助於鈣質吸收，不過現代人大多早出晚歸，更有許多甚少踏出戶外的宅男宅女，十分缺乏陽光的照射，導致維生素D_3不足。而工作壓力大的人會減少鈣質吸收，同時增加骨鈣分解，成為骨質疏鬆症的高危險群！

其中影響少壯年人罹患骨質疏鬆症的主要因素則是運動不足。唯有運動才能刺激骨骼，促使骨骼生長。不過，光是運動還不夠，運動類型必須是「負重運動」，也就是讓骨骼承受人體重量的運動，例如：跑步、健行、上下樓梯、重複蹲下起立動作等。值得注意的是，

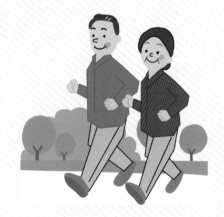

目前蔚為風行的單車運動，並不是負重運動，除非你騎著單車上坡，才具有讓骨骼負重的效果。

如果你已經患有骨質疏鬆症，其實突發性、過度激烈、過量的運動，都會對骨骼造成負擔與傷害，因此必須和醫師、物理治療師配合，從溫和的負重運動開始進行，逐步改善或延緩骨質疏鬆的狀況。

葷食、素食者都可能因為前述的生活習慣造成骨質流失，直到發生骨折後，才驚覺自己已流失許多骨質。因此，千萬不要自認為已攝取足夠的鈣質而輕忽骨骼健康！

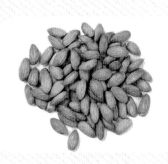

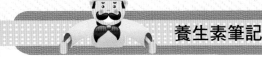

養生素筆記

茹素者的鈣質攝取來源

　　茹素者的主要鈣質來源為豆類和堅果類食品。其中黃豆所製成的豆腐含有大量鈣質，且具有強健骨骼與保護牙齒的功效，為茹素者補充鈣質的優良食物。此外，堅果類的花生富含鈣和磷，杏仁也含有豐富的鈣質，對於骨骼皆具有補益效果。

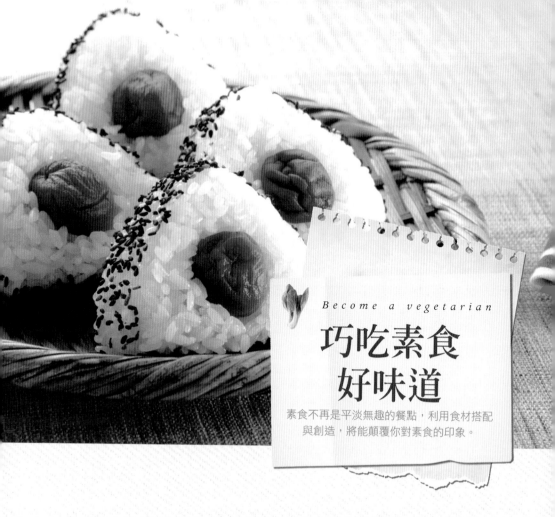

巧吃素食
好味道

Become a vegetarian

素食不再是平淡無趣的餐點，利用食材搭配
與創造，將能顛覆你對素食的印象。

　　在人們的印象中，「吃素」經常與「粗茶淡飯」、「飲食無味」畫
上等號，有人甚至以「吃草」來形容茹素的生活，彷彿素食、蔬食等同
不美味，誤以為素食者的飲食生活如同苦行僧一般辛苦、平淡而枯燥。

　　其實，素食不代表與精緻飲食文化絕緣，畢竟飲食
不只是滿足生理需求與口腹之欲，更是一種生活
樂趣，以及展現創意與美感的舞台，不管你選擇
的葷食還是素食，都可以從飲食中獲得營養、
飽足感以及味覺上的享受。

中秋烤肉或是聚餐活動時，茹素者總是很煩惱，「除了素肉、素料，我還可以吃什麼呢？」

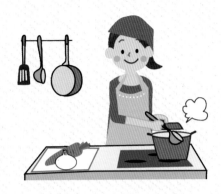

有鑑於此，我特別針對素食者的疑惑與需求，並且為了推廣「素食也可以很美味」的概念，在這一章節規劃了烤肉活動與火鍋聚餐的素食新選擇，不論是食材、湯頭、醬料，或想吃烤的還是煮的，都有五花八門的選擇，希望滿足讀者的味蕾。其實準備素火鍋與燒烤素食的食材，完全不需要稀奇古怪或高價的食材，簡單地從日常生活採買一般食材稍作變化即可。因此，只要多花點心思，加些創意與新意，素食生活也能驚喜連連，過得精彩又充滿趣味！

今年中秋不烤肉

每逢中秋佳節，家家戶戶總會飄起炭火味與烤肉香，準備各式五花肉片、豬小排、牛小排、香腸、雞翅；這些食材在炭火上一次又一次地刷上烤肉醬，口渴時再喝點可樂與果汁……。

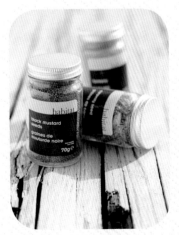

一場烤肉下來，常常攝取過多的肉類、糖分與鹽分。而且，不少朋友在中秋佳節得參加多場烤肉活動，連續吃了數天的烤肉，將會加重身體的負擔。因此，不論你是否為茹素者，為了健康著想，多採用素食食材與醬料，不僅能顧及歡樂與健康，同時也能吃得美味，並且達到賓主盡歡的效果喔！

中秋這樣烤：食材

素肉、素天婦羅、素肉乾、素丸子、素火腿等素料，都很適合用來燒烤，除此之外，還有哪些食材適合用在燒烤料理呢？

1. 烤肉片的替代品

豆包、豆腐、豆乾、根莖類蔬菜，都可以先切片再以素醃料調味，最後放上烤架燒烤。一般烤肉時，常以吐司夾肉片食用，吃素的朋友除了以吐司夾著烤好的豆類製品與根莖類蔬菜以外，也可以使用生菜葉（例如：蘿美生菜、萵苣等）包著烤好的豆類製品與根莖類蔬菜，這一招是師法韓式燒烤，生菜與燒烤食物的搭配，可以中和燒烤醬的油膩感，口感清新，令人百吃不膩！

2. 蔬菜切片烤

玉米、馬鈴薯、地瓜、芋頭、山藥、胡蘿蔔、南瓜、青椒、彩椒、茄子、玉米筍、蓮藕等蔬菜都很適合燒烤，切片後放在烤架上，塗上素烤醬即可。

3. 水果好好烤

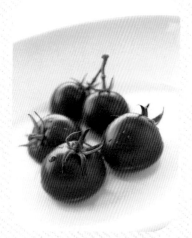

番茄、蘋果、鳳梨、梨子、奇異果、脆桃、哈蜜瓜、芒果等不會過於軟爛的水果，都是可燒烤的食材。如果想要在燒烤時應用水果食材，宜選擇較生脆且尚未熟透的水果，避免經過高溫燒烤後水果過於爛熟而口感不佳。番茄可以直接烤，而蘋果、鳳梨等其他水果則可以切薄片後放在烤架上燒烤，只要塗上少許素烤醬即可。

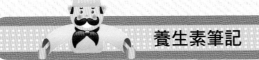

養生素筆記

蕈類功效

　　蕈類的營養價值高，是高蛋白、低脂肪的食用菌，含有多種必需胺基酸，以及鈣、鐵、錳等造血物質，並能幫助轉換為維生素D，有效加強人體的抵抗力。此外，購買蕈類時，請挑選傘肥厚，表面有光澤，底部白色者。

4. 菇類這樣烤

　　各式菇類如黑木耳、杏鮑菇、洋菇、鮮香菇、鮑魚菇、秀珍菇等，都是適合燒烤的食材。鮮香菇可切除蒂頭，在黑色皮面輕劃十字後塗醬燒烤；如果將各種菇類切成均一的丁狀，將不同種類的菇類串在一起燒烤，則更富變化與樂趣。亦可將菇類加上少許薑片、鹽、清水，以鋁箔紙包覆，做成「綜合紙包菇」，也是廣受歡迎的燒烤方式喔！

5. 點心也能烤

　　除了豆製品、素料與蔬菜，小饅頭、日式麻糬、銀絲捲、紫米或糙米飯糰等米麵食點心也能烤！日式麻糬烤至外皮微黃，將受到小朋友的喜愛；而饅頭、銀絲捲、飯糰

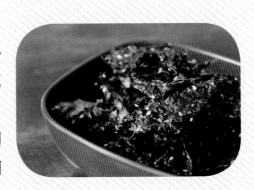

經過高溫火烤後，可以增加香氣且外皮口感較脆，也是葷素皆宜、非常受歡迎的燒烤食材；其中飯糰快烤好的時候，可以拿大片海苔燒微烤一下，再包著飯糰一起食用，更能襯托出米飯的香氣。

6. 玉米、筍類怎麼烤

筍類也是燒烤的好食材。將筊白筍剝除外皮後，用刀輕輕劃開白色的表面，整支放在烤架上烘烤；而綠竹筍或麻竹筍可剝除外皮並剖半後，直接放置在烤架上。值得注意的是，烤筊白筍不需塗抹烤醬，而烤竹筍則需要塗烤醬，以免過於乾澀。

玉米剝除綠色外皮後直接放置在烤架上，不時刷上烤醬，如果想要變換一下口味，則可在玉米上塗一層奶油或灑滿起司粉（不吃奶蛋的人可選擇純植物提煉的奶油），再以鋁箔紙包裹住整支玉米，放在烤架上烘烤，就是香甜的奶油玉米囉！

7. 紙包素料理

鋁箔紙是製作燒烤料理的萬用工具，除了可以鋪在烤盤上，避免食材烤焦，易出水的燒烤食材以鋁箔紙包起來再烘烤，可以保留湯汁，也不必費神時時留意是否烤焦。絲瓜、菇類、豆芽菜、四季豆、蘆筍都非常適合以鋁箔紙包覆起來烘烤。

製作紙包料理時，只要將前述食材切段包入鋁箔紙中，加入薑片、胡椒鹽、少許水分，甚至可以放入少量的素高湯粉提升鮮味。值得注意的是，紙包素料理不可一次包入大量的食材，以免燒烤時導致生熟不均的情形。

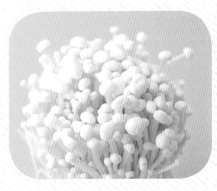

8. 烤起司蔬菜料理

鋁箔紙除了能夠用來製作紙包料理以外，還可以做出焗烤料理！綠花椰菜切成小朵，先入滾水汆燙，撈起後以鋁箔紙包覆，撒一層起司粉，甚至可以再撒上些許素火腿，風味更佳。馬鈴薯也適用這個做法，將綠花椰菜與馬鈴薯包在一起烘烤，風味更佳，而淺黃碧綠的視覺搭配，更顯得賞心悅目。

9. 素串燒DIY

人們在烤肉時總會將食物串成一串，增加視覺與味覺的享受。繽紛的食材配色讓人胃口大開，與家人、同事、朋友一起動手DIY，樂趣多更多！不過，該如何從素料蔬果食材中，選擇適合相互搭配者，組合出自製素串燒呢？

其實美味素串燒也有組合方程式，那就是「蔬果/水果＋菇類＋豆製品或素料」。其中蔬果建議採用大小顆粒中等、適合切片或切丁者，較容易烤熟，因此，葉菜類較不適合用來製作素串燒，而瓜果根莖等食材則較為適合。以下推薦幾個值得一試的素串燒組合：

巧妙素串燒組合

蔬菜＋菇類＋豆製品或素料	水果＋菇類＋豆製品或素料
青椒＋香菇＋豆腐乾	蘋果＋香菇＋豆腐乾
山藥＋杏鮑菇＋豆包	奇異果＋杏鮑菇＋豆包
彩椒＋洋菇＋素丸子	小番茄＋洋菇＋素丸子
南瓜＋鮑魚菇＋素火腿	鳳梨＋鮑魚菇＋素火腿
胡蘿蔔＋香菇＋麵腸	梨子＋香菇＋麵腸

中秋這樣烤：醬料

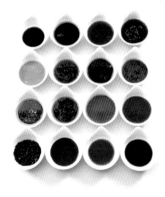

中秋烤肉時，我們通常會將肉品先醃再烤，燒烤時還反覆刷上大量的烤肉醬，因而攝取太多的油脂與鹽分。我在此介紹一些簡單的素醃醬與素烤醬調製方法，能讓素食燒烤更有滋味，即使你不是茹素的朋友，也值得試試這些美味不減、健康加分的素醬料。

1. 素醃醬

素醃醬的基底是醬油，如果是食用五辛的素食者，則可加入拍扁後的大蒜與青蔥以增加香氣；如果是不吃五辛的素食者，則加入薑片即可。若想增加甜味，可以加入味噌醬；欲增加酸味，可以加入檸檬汁、白醋或水果醋，其中特別推薦水果醋，因為水果醋本身即具有些許甜味，若是和醬油相互搭配，可以產生甜而不膩的清爽滋味。如果家中沒有水果醋，而有罐裝醃梅如紫蘇梅、脆梅等，不妨從瓶罐中取出少許醃

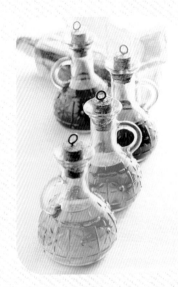

梅醬汁加入醬油，甚至可以加入梅子粉，或是帶有酸味的新鮮水果原汁，像是橘子汁、柳橙汁、鳳梨汁等。

2. 素烤醬

素烤醬的基本成員仍是醬油，加入砂糖、胡椒粉（黑胡椒或白胡椒皆可）、開水與少許太白粉調勻至略具黏稠狀即可，也可直接以蜂蜜取代砂糖與太白粉。喜歡吃辣的人可再撒上一些辣椒粉，甚至撒上少許白芝

麻，增加燒烤時的香氣。

　　看了這麼多的素食食材選擇與吃法，你是否心動了呢？如果你是葷食者，一時無法捨棄肉食，在中秋烤肉活動時能夠減少肉類的比例，以前述素食食材替代，或是捨棄一般烤肉醬，採用素烤醬，相信佳節過後，你再也不必煩惱體重暴增的問題，更不需要節食數日來平衡營養攝取量。

 ### 素火鍋吃巧又吃飽

　　寒流來襲時，品嚐香噴噴的火鍋，總是令人暖上心頭。說到吃火鍋，你是否認為，一定要吃霜降牛肉、香草豬肉，搭配海鮮高湯、豚骨高湯才夠味、吃得飽？

　　現代人飲食內容豐富，火鍋的食材如果以肉食為主，經常會攝取過多的肉類，造成身體的負擔。如果不是因為宗教信仰而吃素，其實你可以在湯底、醬料、火鍋料中選擇一至二項採用素食材料，逐步增加素食的比例，習慣後再全部改用素食。如此一來，你也可以吃得美味，並且吃得健康、輕盈且無負擔。

素火鍋：湯底

　　以下介紹數種素食火鍋湯底，不僅滋味鮮美，準備起來又不費事，下回如果你在家中自行準備火鍋，與親友們共享熱騰騰的火鍋時，不妨「素素看」！

1. 基本素湯底

　　蔬菜素湯底、深海昆布湯底與柿餅湯底，是最基本、最容易準備的

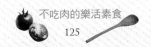

火鍋湯底，平時準備基本款湯底，拿來煮湯麵、熬湯，也相當實用喔！

🍲 蔬菜素湯底

以胡蘿蔔或白蘿蔔、鮮香菇、玉米、高麗菜或白菜調味高湯內容，這些滋味鮮甜又耐長時間烹煮的蔬菜，非常適合用來熬煮湯底。其中玉米可選擇新鮮玉米，而甜玉米粒罐頭（並非玉米醬罐頭）已添加鹽、糖等調味處理，用甜玉米粒罐頭熬湯將能加強甜味，因此喜愛甜味的朋友不妨嚐嚐看。

前述蔬菜加入少許的砂糖，倒滿水以小火燜煮至熟軟，所熬煮出來的湯底就是最基本的素高湯。

🍲 深海昆布湯底

以植物油炒軟洋蔥（非五辛素食者可不加），加入少許砂糖與乾昆布，倒滿水以小火燜煮至熟軟，就成為具有日式風味的火鍋湯底。此外，若是不能食用洋蔥的其他素食者，僅以乾昆布和砂糖做為湯底，湯頭也十分鮮美。

🍲 柿餅湯底

柿餅也能做為湯底？在出產柿餅的新竹新埔一帶，老闆們總是告訴購買柿餅的遊客，柿餅除了直接食用，也能熬湯入菜。柿餅湯底其實非常簡單：取數枚柿餅，加滿水以小火燜煮至柿餅軟化、湯色轉褐色，就完成清甜的湯底，還有潤肺止咳、清熱解渴的功效喔！

2. 變化款湯底

如果讀者們想嘗試更多不同風味的火鍋，其實只要以基本湯底加上風味特殊的調味料，就可以產生不一樣的風貌。

養生素筆記

關於柿餅的小叮嚀

　　柿餅固然好吃，但不宜與酸菜、黑棗一起食用，否則會導致結石，此外，還不可同時吃下柿餅與鵝肉、螃蟹、番薯、雞蛋等，可能會引發肚子痛、腹瀉、嘔吐等症狀。

番茄湯底

　　以「蔬菜素湯底」為基礎，大顆新鮮番茄以開水汆燙並去皮，切塊加入湯底中繼續熬煮，就能成為美味的番茄湯底，假如你喜愛義式風味，只要加上奧勒岡葉、月桂葉、迷迭香等義式香料（將香料裝入袋中），撒上少許的鹽和胡椒就可以了。

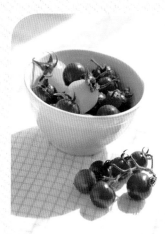

味噌湯底

　　以「深海昆布湯底」為基礎，加入味噌與味醂（又稱米霖，是由甜糯米加麴釀造而成），就成為香氣襲人的味噌湯底。如果沒有味醂，可加入少許的砂糖來代替。

檸檬香茅湯底

　　以「蔬菜素湯底」為基礎，加入檸檬香茅草熬煮，就成為清香甘

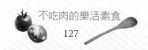
不吃肉的樂活素食

甜、別具異國風味的湯底了。

泡菜湯底

以「蔬菜素湯底」、「深海昆布湯底」或是「柿餅湯底」為基礎，加上韓式素泡菜，就成為香辣滋味與健康需求兼具的泡菜湯底。

酸白菜湯底

以「蔬菜素湯底」為基礎，加上市售酸白菜、枸杞與紅棗，就成為又酸又香的開胃酸白菜湯底。

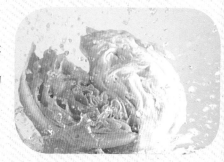

甘梅湯底

以「蔬菜素湯底」或是「柿餅湯底」為基礎，加上一小把酸梅、紫蘇梅、話梅、脆梅都很適合。這款湯底不會有太強烈的酸味，反而有股回甘的香味。

3. 濃郁型湯底

如果想要品嚐不同風味、甚至帶點異國風味的火鍋，不妨試試下列四款濃郁型的湯底。

咖哩湯底

以「蔬菜素湯底」加上素食咖哩塊，就成為香噴噴、味道濃郁的咖哩湯底。

椰香湯底

南洋料理中常見的椰奶，不只能用來調製甜品！若是製作「蔬菜素湯底」時，加入椰奶一同熬煮，湯頭將更加溫醇，別具風味。

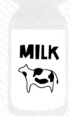

🥣 豆漿湯底

以「蔬菜素湯底」或是「柿餅湯底」為基礎，加上無糖豆漿調味，就成為香濃的豆漿湯底；如果喜愛濃郁一點的味道，可以在熬煮「蔬菜素湯底」或「柿餅湯底」時，以無糖豆漿取代部分或全部的清水。此外，製作豆漿湯底時，記得一定要採用無糖豆漿，否則會因過甜而影響食材風味。而豆漿湯底非常適合搭配菇類等口感潤滑的火鍋料食用。

🥣 麻辣湯底

麻辣湯底也是「蔬菜素湯底」的變化，以熱油爆香老薑，加入乾辣椒略炒，再倒入素豆瓣醬與素辣醬，以及紅燒專用滷包（花椒、八角、胡椒）與事先準備好的「蔬菜素湯底」熬煮，就成了香辣過癮的麻辣湯底。

🥣 沙茶湯底

以「蔬菜素湯底」或是「柿餅湯底」為基礎，加入適量的砂糖與素沙茶醬，就成了沙茶湯底。此外，食用五辛素的讀者亦可準備一些洋蔥加入沙茶湯底中熬煮，添增湯頭的鮮甜滋味。

4. 茶香湯底

茶是華人社會中不可或缺的飲料，加入火鍋作為湯底也很適合！

🥣 綠茶湯底

在「蔬菜素湯底」或是「深海昆布湯底」中加上少許綠茶，可以增添湯頭香氣。

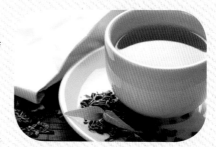

🥣 奶茶湯底

以「蔬菜素湯底」或「柿餅湯底」為基

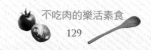

礎，加上完全不含糖、且由鮮奶調製的奶茶，除了產生濃郁的湯頭風味以外，也不容易膩口。

素火鍋：食材

吃素火鍋時，該放哪些食材，才能吃得健康又美味呢？除了素肉、素丸子等素料以外，有哪些食材適合用來煮火鍋呢？

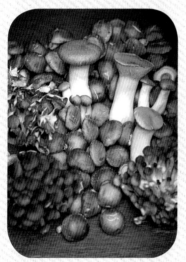

1. 菇類

菇類是火鍋料理中不可缺少的食材，坊間甚至有以菇類為主題的火鍋餐廳，由此可見，菇類與火鍋十分速配。

常見的菇類有金針菇、鮮香菇、珊瑚菇、猴頭菇、美白菇、草菇、秀珍菇、鮑魚菇、杏鮑菇、鴻喜菇、洋菇、巴西蘑菇、黑木耳與竹笙等。

多數菇類屬於中普林值（每100公克含25～50毫克）的食材，痛風患者必須注意攝取量；而香菇屬於高普林值（每150公克含100～1000毫克）的食材，則應避免食用。

2. 豆腐製品類

凍豆腐、板豆腐、油豆腐、豆皮、腐竹與豆包等，都是火鍋料理的常見食材，如果採用豆漿湯底，就需要降低豆類製品的數量，以免味道過於相似，無法突顯食材的滋味，導致豆類製品營養成分攝取過多。

3. 麵食類

除了常見的冬粉與麵條，蒟蒻、素泡麵、寧波年糕與油條等，都非

常適合加入火鍋中。

4. 青菜類

青江菜、高麗菜、茼蒿、白菜、小白菜、玉米、玉米筍、蘆筍、綠花椰菜、海帶與番茄等，吃火鍋當然不能沒有它們！

5. 瓜果根莖類

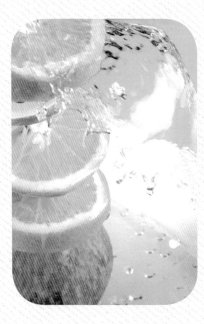

芋頭、白蘿蔔、馬鈴薯、冬瓜、絲瓜、南瓜、山藥、番薯、大黃瓜、牛蒡、蓮藕與菱角等，切薄片較容易煮熟。選用麻辣湯底時，葉菜容易沾到辣油而嗆喉，因此，品嚐麻辣湯底最好搭配根莖類植物食用，辣味還能襯托出根莖類植物的甜味，增添食物的另一番風味。

值得一提的是，在火鍋店點用素火鍋時，店家常以豆皮、豆腐取代肉品，其實還有一種風味不輸肉類的替代品，那就是杏鮑菇或鮑魚菇。將杏鮑菇或鮑魚菇撕成條狀，沾地瓜粉略微油炸，瀝乾後隨時可加入火鍋湯底中。如果時間不足，亦可省略油炸手續，將杏鮑菇或鮑魚菇切成大塊入鍋煮熟，鮮美的滋味會讓你忍不住一口接一口。

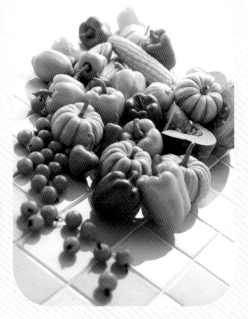

素火鍋：沾醬

　　火鍋店店家的沾醬區往往提供各種醬料讓人取用，在家裡自製素食火鍋時，除了素沙茶醬與薑泥以外，還可以在醬料上變化出哪些把戲，以滿足每個人不同的口味呢？

　　火鍋沾醬的內容物包括基本調味料、現成醬料與辛香料，以下分別列出容易取得又美味的基本調味料、現成醬料與辛香料選擇。

1. 基本調味料

　　醬油、白醋、香油、麻油是最基本的調味料，加上水果醋或味噌醬，可以添增沾醬的甜味。

2. 現成醬料

　　除了最常見的素沙茶醬，還可以購買芝麻醬、香椿醬、紅麴醬、豆腐乳或是客家桔醬，讓沾醬多變化。沙茶醬、芝麻醬、客家桔醬、紅麴醬與豆腐乳醬皆可搭配醬油等調味料食用，而香椿醬的味道較為強烈，建議單獨食用。

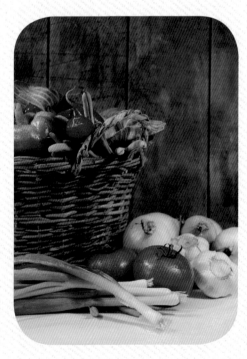

3. 辛香料

　　除了蔥花、薑泥、蒜泥（前述蔥蒜適用於五辛素食者）、香菜、九層塔，還可以準備辣椒粉，或是將新鮮辣椒切絲，如果怕太辣可去

除辣椒籽。

　　若時間充裕，也可以準備白芝麻與花生粉，不僅能增加營養價值，而堅果的香氣與蔬菜食材也非常適合。

4. 日式沾醬

　　將山藥或蘿蔔磨成泥，加入日式淡醬油，如果沒有日式淡醬油，可加入醬油再加少許開水。日式沾醬非常適合搭配「蔬菜素湯底」、「深海昆布湯底」、「柿餅湯底」與「味噌湯底」。

5. 泰式酸辣醬

　　以檸檬汁為主體，加上少許醬油、糖、新鮮辣椒，就是最適合搭配「檸檬香茅湯底」的泰式酸辣醬了。

　　值得注意的是，重口味的火鍋湯底像是麻辣、咖哩、泡菜等，由於湯底已包含大量的鹽分，建議不要搭配沾醬食用，如果仍要食用沾醬，可在醬油中加水，降低鹽分的攝取量，以免享了口福，卻危害健康。

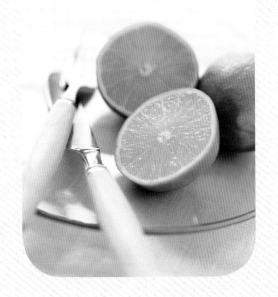

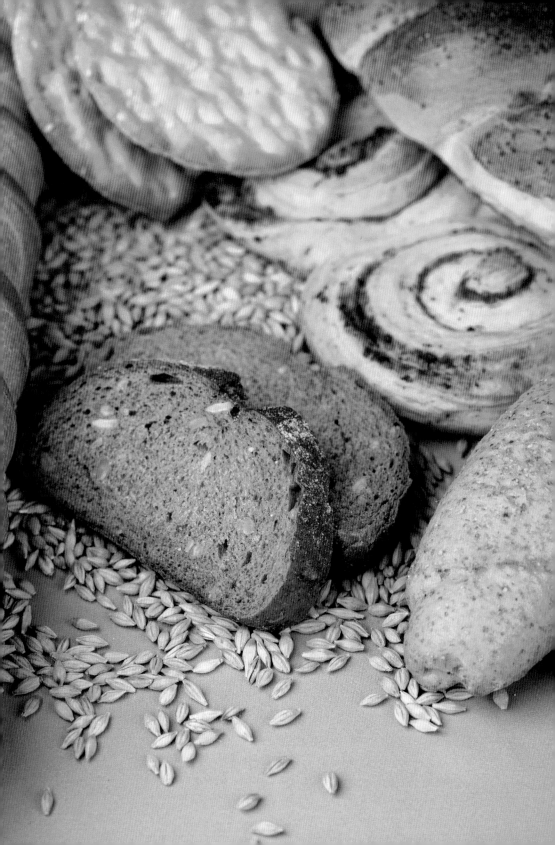

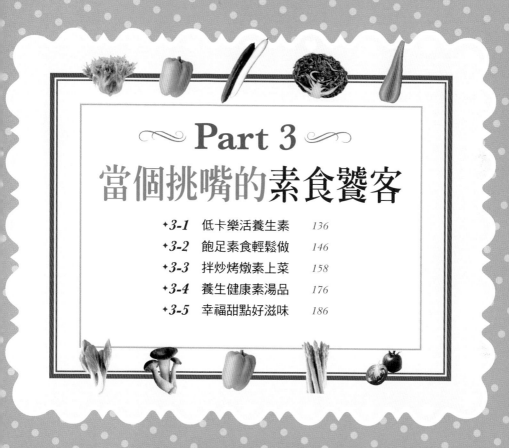

Part 3
當個挑嘴的素食饕客

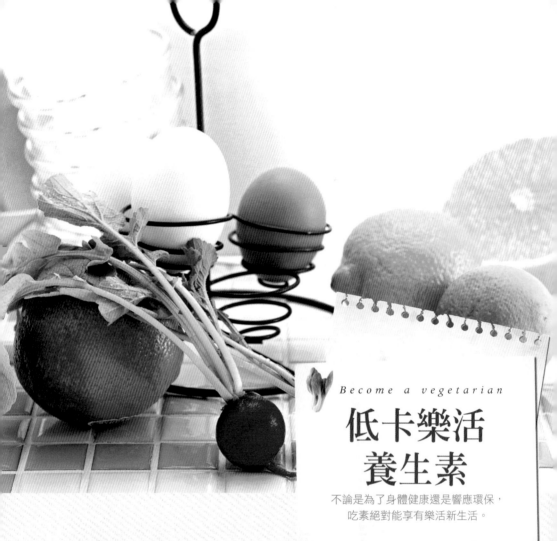

Become a vegetarian

低卡樂活
養生素

不論是為了身體健康還是響應環保，
吃素絕對能享有樂活新生活。

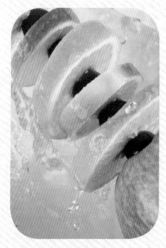

在營養師與大眾媒體的呼籲之下，人們越來越重視食物的質量，而非重量，低卡成了大眾的飲食口號。然而，素食者如果要享用一頓營養豐富的低卡餐點卻相對困難，因為一般素食店的餐點為了吸引客人，烹煮過程較為油膩，而純素食的輕食餐廳往往價格較高，對於

茹素者而言是筆不小的負擔。因此，希望在家享用低卡素食餐點的讀者，不妨自己準備，可以吃得健康又安心。

實際上，自行準備素食餐點，並不會很麻煩、很花時間。因為大多數的低卡食材都只需清洗，以及簡單加熱，不但不會攝入過多的油脂，做法也不會太複雜，所以只要選對了烹調方式，就能做出清爽的低卡餐點。

為了破除一般人對於素食餐點的迷思：簡單的不好吃，好吃的又很難做。

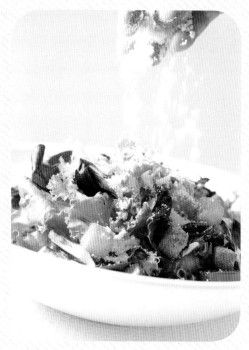

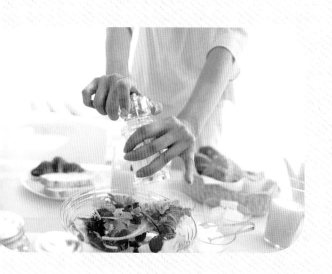

因此我在這一章節與讀者分享好幾道低卡素食，這些輕食料理適合當三餐中的任何一餐，不但好吃，又不會發胖，甚至還能享受天然蔬果的風味與營養，就讓我們一起享用低卡樂活養生素。

Healthy cuisine
爽口纖食沙拉

1人份

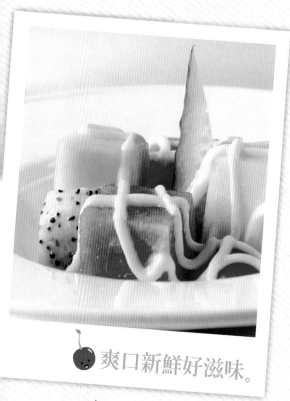

爽口新鮮好滋味。

樂活食材
1. 火龍果、木瓜、西瓜等任何水果各50公克
2. 小黃瓜半條
3. 葡萄乾或蔓越莓乾5～10顆

清爽調味料
1. 原味優格1盒
2. 海鹽1/2小匙

營養價值高！

素食新煮張

1. 將水果切成小塊,小黃瓜切除中央帶籽的部位後,斜切成片狀,以免釋出水分影響口感。
2. 將原味優格與海鹽攪拌均勻,完成健康的優格沙拉醬備用。
3. 將水果塊、小黃瓜放入盤中,再淋上優格沙拉醬即可食用。

關鍵小祕訣

1. 火龍果、木瓜、西瓜可用任何水果替代,只要運用現有的食材,不需要拘泥於特定食材;若是選用當季水果,不僅甜度、水分充沛,價格更便宜。
2. 小黃瓜可以用任何煮熟的根莖類蔬菜,如胡蘿蔔、馬鈴薯替代。
3. 爽口纖食沙拉屬於生冷的食物,不建議搭配冷飲如蔬果汁食用,且因為缺少五穀澱粉類,非常適合搭配熱豆漿、米漿、五穀漿食用。

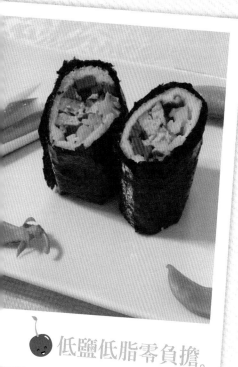

時尚養生捲餅

Healthy cuisine

1人份

纖維
成分高！

樂活食材

❶ 潤餅皮1張
❷ 胡蘿蔔、豆芽菜、新鮮香菇、高麗菜各50公克，豆乾1塊

清爽調味料

❶ 胡椒、鹽適量

素食新煮張

Ⅰ 將胡蘿蔔洗淨去皮切成細條狀，並將新鮮香菇與高麗菜切絲，同時洗淨豆芽菜。

2 將胡蘿蔔、高麗菜、新鮮香菇與豆芽菜分別以滾水燙熟，汆燙時在水中可加少許植物油，放涼瀝乾後放入冰箱冷藏庫。

3 隔日從冰箱中取出食材，微波爐加熱後，將四種蔬菜瀝去水分，撒上胡椒、鹽後拌勻。

4 攤開潤餅皮，將蔬菜絲鋪在潤餅中央的位置，同時將豆乾切成細條狀，並疊在蔬菜絲上方。

5 把捲餅捲成圓筒狀，在餅皮重疊處抹上少許水，即能封住而不散開。

低鹽低脂零負擔。

關鍵小祕訣

Ⅰ 若是讀者不喜歡胡蘿蔔的味道與口感，可以將其替換為蘋果或馬鈴薯。

2 綠色蔬菜在加熱過程中會釋出水分，較不適合用來製作捲餅。

3 時尚養生捲餅包含了澱粉、蛋白質與蔬果，但是蛋白質含量較少，可另外搭配豆漿或牛奶，亦可視個人需求增加豆乾的份量，以增加營養素。

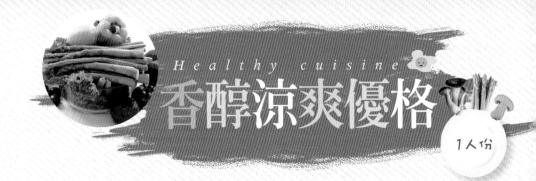

Healthy cuisine

香醇涼爽優格

1人份

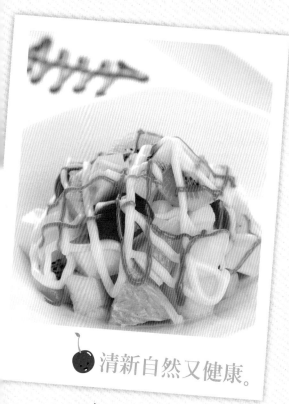

清新自然又健康。

樂活食材
1. 原味無糖優格1盒
2. 蘋果、奇異果、橘子各50公克
3. 鳳梨、芒果各30公克

夏天最適宜！

清爽調味料
1. 蜂蜜1茶匙
2. 低脂沙拉醬2茶匙

素食新煮張
1. 將原味無糖優格一盒倒在碗中。
2. 蘋果、奇異果、鳳梨、芒果切丁後，放入碗裡備用。
3. 橘子洗淨後剝皮，按照一口大小，切成塊狀，放入碗中，接著倒入蜂蜜攪拌均勻。
4. 將沙拉醬隨性地擠在水果上，即完成這道香醇涼爽優格。

關鍵小祕訣
1. 這道香醇涼爽優格屬於生冷的食物，從冰箱取出後可稍微退冰，但不宜在室溫下放置超過三十分鐘。
2. 此料理建議搭配濃湯、熱飲與麵包食用，不宜搭配冰涼蔬果汁等冷飲食用。
3. 如果家裡有低糖果醬，可以用果醬代替蜂蜜，更添美味，此外，蘋果、奇異果、鳳梨、芒果可替換為當令水果。

Healthy cuisine 輕鬆做手捲

1人份

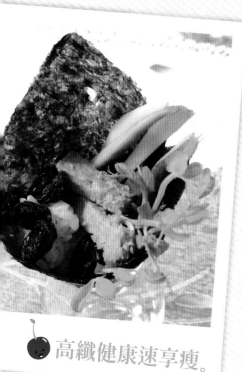

高纖健康速享瘦。

樂活食材

❶ 白飯1/2碗、大張海苔1片
❷ 小黃瓜、蘋果各50公克
❸ 素肉鬆或素火腿丁1小匙,葡萄乾5～10顆

清爽調味料

樂活
好味道!

❶ 蜂蜜、水果醋1茶匙
❷ 壽司醋(或以白醋加糖、
　 鹽拌勻即可)1茶匙

素食新煮張

1 事先煮好白米,趁熱拌入壽司醋,視個人
　可接受的酸度而定。放涼後收進冰箱冷藏
　庫,並將蘋果切丁,小黃瓜切成小塊。

2 將大片海苔底部交疊捲成甜筒狀,放入手
　捲架或窄口杯,便於製作手捲。

3 裝進醋飯後,依序放入小黃瓜丁、蘋果
　丁、素肉鬆或素火腿,最後撒上葡萄乾。
　將蜂蜜與水果醋調勻淋在手捲上,即大功
　告成。

關鍵小祕訣

1 備好的米飯隔天即須取出使用,以免擱置在冰箱過久,使得米飯失去原有口感。

2 小黃瓜若於前一晚切好備用,須將中心帶籽區塊切除,因其容易出水,且天氣
　炎熱時容易發酸。

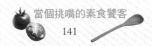

當個挑嘴的素食饕客

經典三明治

1人份

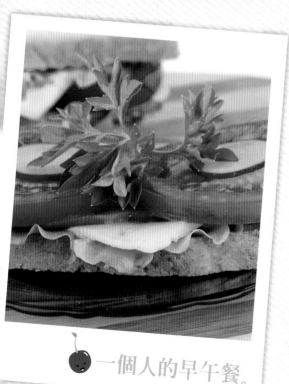

一個人的早午餐。

樂活食材

1. 吐司2片，生菜、起司1片
2. 番茄1/2顆、甜菜根1/4條
3. 素肉鬆1匙或素火腿1片

幸福☆
素料理！

清爽調味料

1. 胡椒粉1小匙
2. 鹽1小匙、奶油少許

素食新煮張

1. 將番茄、生菜洗淨，同時將番茄切片。
2. 把甜菜根洗淨後切成細絲或薄片，不要切得太厚，以免口感過硬不易食用。
3. 取一片吐司抹上奶油，依序疊上生菜、番茄、起司、素火腿或素肉鬆。
4. 撒上少許的鹽與胡椒後，蓋上另一片吐司麵包，放入烤箱中略微加熱即可。

 關鍵小祕訣

1. 吐司可替換為全麥麵包或是雜糧麵包，營養價值更高；亦可替換為漢堡麵包、法國麵包等，變換出不同的風貌。
2. 番茄富含水分，不宜直接接觸麵包，以免出水而使麵包變軟，影響口感。
3. 這份經典三明治營養均衡，蛋白質含量已符合成人一餐的需求，因此不宜再搭配牛奶或豆漿食用，應改搭配蔬果汁、茶飲較佳。

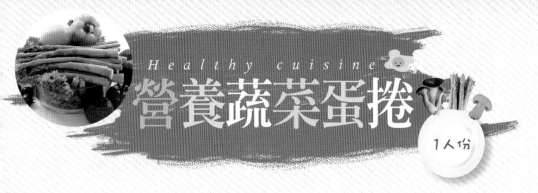

Healthy cuisine

營養蔬菜蛋捲

1人份

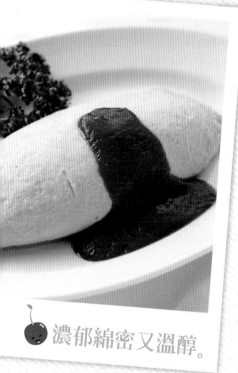

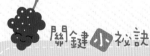
濃郁綿密又溫醇。

樂活食材

❶ 新鮮香菇、胡蘿蔔、菠菜葉各50公克
❷ 罐頭甜玉米1匙
❸ 雞蛋1顆、牛奶少許

清爽調味料

❶ 醬油、糖、素高湯粉各1小匙
❷ 太白粉1/2小匙

豐富蛋白質!

素食新煮張

1. 將新鮮香菇去蒂，胡蘿蔔去皮，切成較小的丁狀，並將菠菜葉撕成較小片，汆燙後撈起瀝乾、放涼。
2. 將雞蛋攪拌成蛋液，加入醬油、素高湯粉、糖等調味料，和太白粉、少許牛奶攪拌均勻。
3. 在平底鍋中加入一小匙植物油，加熱後將蛋液倒入鍋中，以小火加熱。
4. 將新鮮香菇、胡蘿蔔、菠菜葉、甜玉米均勻鋪在凝固的蛋液上，以鍋鏟將蛋皮慢慢捲起，即完成。

關鍵小祕訣

1. 這道營養蔬菜蛋捲僅適合蛋奶素食用。
2. 這道料理的蛋白質含量極高，不適合搭配豆漿、牛奶食用。由於不含五穀類食材，可搭配五穀漿或米漿食用，以達到營養均衡的效果。

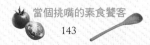
當個挑嘴的素食饕客

Healthy cuisine
微笑鬆餅

1人份

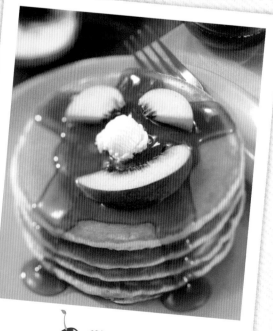

 甜蜜鬆厚口感佳。

🥄 樂活食材
❶ 市售鬆餅粉1杯（量米杯）
❷ 雞蛋1顆
❸ 牛奶150毫升

清爽調味料
❶ 蜂蜜2大匙

香甜
不油膩！

🍳 素食新煮張

1 將鬆餅粉、雞蛋與牛奶攪拌均勻。

2 把調勻後的麵糊倒在平底不沾鍋內。若使用的鍋具並非不沾鍋，可先在鍋中倒入少許植物油加熱後，再倒入麵糊。

3 以中火加熱至鬆餅麵糊略微蓬起、冒出多個泡泡後，即可翻面。

4 鬆餅兩面皆煎至金黃色後，即可取出盛盤。淋上蜂蜜後即完成微笑鬆餅。

🍇 關鍵小祕訣

1 建議讀者在鬆餅上搭配喜愛的水果，而蜂蜜可替換為低糖果醬，變換不同風味。此外，若是食用市售鬆餅因其已有甜味，不論是蜂蜜或果醬，皆不宜過量。

2 這道微笑鬆餅口味偏甜，不宜搭配含糖量高的飲品，建議配上各式無糖的飲品或不加糖的蔬果汁。

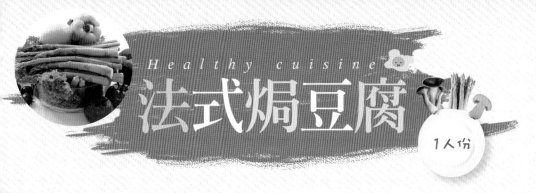

法式焗豆腐

Healthy cuisine

1人份

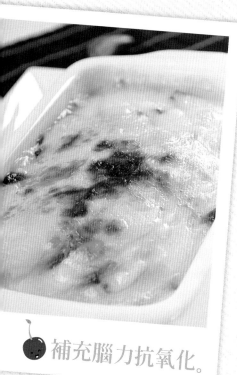

補充腦力抗氧化。

高鈣抗氧化！

樂活食材
1. 板豆腐1塊、蘆筍1根
2. 乳酪絲、起司粉適量

清爽調味料
1. 松子、香椿末適量
2. 橄欖油適量

素食新煮張

1. 先將松子放入調理機打成粉狀，取出倒入碗裡，再加入香椿末、橄欖油調勻即為松子醬。

2. 板豆腐洗淨放入盤裡；蘆筍洗淨切段，放入水中煮熟，撈起鋪在板豆腐上。接著抹上一層松子醬，撒上乳酪絲和起司粉。

3. 烤箱以250℃預熱5分鐘，再轉180℃的火溫烤7分鐘即可。

關鍵小秘訣

1. 豆腐放入烤箱前，先以250℃的火溫預熱5分鐘，如此豆腐將更容易熟透；若希望表層焦一點，可稍微拉長烘烤時間。

2. 松子醬中的橄欖油，亦可用溶解的奶油代替，其口感將多了些奶香味；或者，也可以番茄醬加些適量糖來取代松子醬，亦能使料理更富變化性。

當個挑嘴的素食饕客

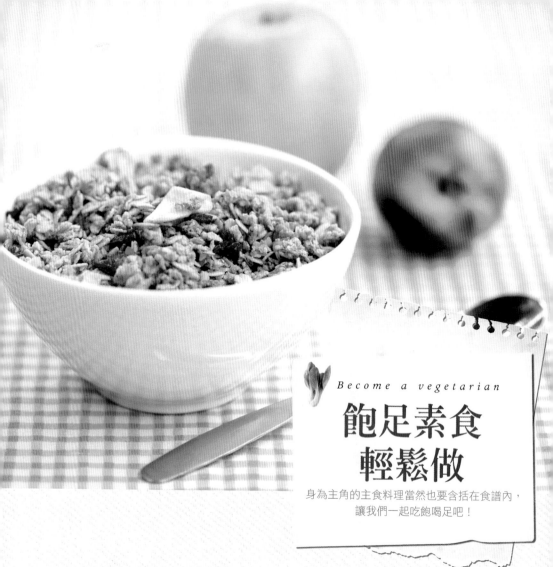

飽足素食
輕鬆做

身為主角的主食料理當然也要含括在食譜內，
讓我們一起吃飽喝足吧！

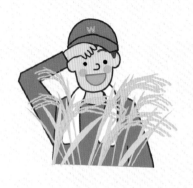

主食含有大量的碳水化合物，也是人體所需熱量的主要來源。然而現代人經常因為怕胖而省略了米麵主食，直接吃菜餚，認為這樣的飲食方式可以減少熱量的攝取。其實配菜多少得用油脂來料理，因此很容易攝取過多的油脂與鹽分。如此一來，不僅攝取了更多熱量與

鈉，還會加重腸胃負擔，而部分素食者以大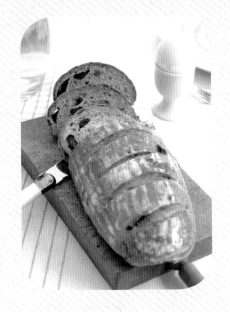
量植物性蛋白質代替主食，例如：只吃熱量
低的豆腐而不吃醣類，也不是健康的飲食方
法。因為熱量攝取不足時，身體必須將植物
性蛋白質轉化為熱量供給人體運用，而使得
蛋白質無法完全用來供應器官組織所需，未
必對健康有益處。

　　若是讀者因為怕胖而不敢吃白飯，我
會推薦食用精緻度較低的穀類。以米飯來
說，胚芽米的精製度比白米來得低，糙米又比胚芽米更低。即使是熱量
相同，精製程度越低的食材所含的膳食纖維越多，故消化吸收較為緩
和，也不容易感到飢餓，並且較難形成體脂肪。至於麵包，則推薦全麥
麵包或裸麥麵包，這些精製程度較低的穀類製品，不只含有膳食纖維，
其維生素和礦物質的含量也很高。

　　了解主食的重要性之後，就不能只吃菜、不吃飯了，而除了吃白飯
以外，素食的主食，有沒有其他的變化或不同的料理手法呢？其實在素
食餐廳售價昂貴的素焗烤、素義大利麵，你都可以自行DIY！我將在這
一章節中介紹十道簡單易做的主食料理，只要善用素食新煮張，即使是
忙碌的上班族，也能利用少許的時間，迅速地製作完成，而且以主食搭
配其他食材，讓您可顧及一餐的各種營養所需，即使沒有其他配菜，還
是可以享用飽足餐點。而每道主食的食材，都能夠依個人口味與家中現
有材料，自由替換不同食材，不僅做法充滿彈性，還能增添無窮的變化
與樂趣，怎麼吃都吃不膩！

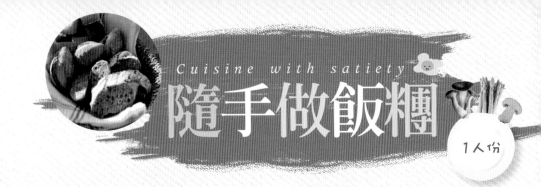

Cuisine with satiety

隨手做飯糰

1人份

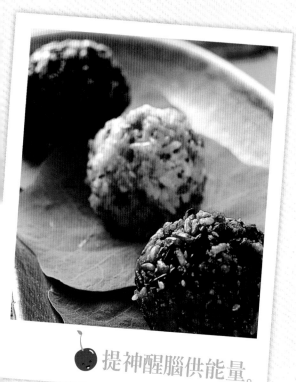

 提神醒腦供能量。

📎 **樂活食材**

❶ 五穀飯1碗
❷ 素肉鬆1匙、紅棗乾3～5顆

清爽調味料

❶ 砂糖或蜂蜜1小匙
❷ 醬油1小匙

素食新煮張

1 事先煮好五穀米,放涼後以密封袋或塑膠袋包妥,放入冰箱的冷凍庫。

2 隔日將米飯自冷凍庫取出,放入微波爐,以中火加熱5分鐘。

3 取出米飯,將一半的米飯放在碗中。在米飯上鋪一層素肉鬆後,再覆蓋上另外一半米飯。以飯匙調整米飯的形狀,使其呈圓球形或任何喜愛的形狀。

4 剝除紅棗的果核,將紅棗塞進飯糰裡。

5 將砂糖或蜂蜜與醬油混合後,刷在飯糰上。放入小烤箱中烤3分鐘,即完成。

關鍵小祕訣

1 選用五穀米或糙米可攝取較多膳食纖維,若吃不慣五穀飯的人可以白飯替代。

2 這道隨手做飯糰缺少高蛋白質的食材,因此特別適合搭配牛奶或豆漿,更能兼顧營養需求。如果讀者希望搭配其他飲品,可再吃一顆茶葉蛋或水煮蛋以補充蛋白質。

隨意素炒飯

Cuisine with satiety

3人份

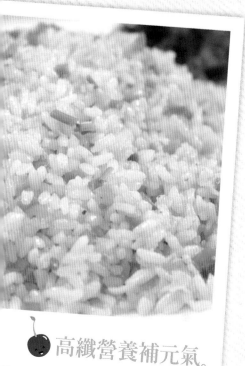

高纖營養補元氣。

樂活食材

❶ 白米1杯、胡蘿蔔30公克
❷ 豆乾1塊、雞蛋1顆
❸ 蔥白1段、青蔥1段（可不加）

清爽調味料

❶ 醬油、味醂、素高湯粉各1匙
❷ 鹽1小匙

美味
養生素！

素食新煮張

1. 先將白米以電鍋煮熟。同時把豆乾、胡蘿蔔切成丁狀。把蔥白切成小段後，以熱油爆香蔥白（素食者可省略蔥白和青蔥）。

2. 加入豆乾、胡蘿蔔，以中大火快速炒熟，倒入味醂與鹽提味。接著把雞蛋打成蛋液，倒入鍋中拌炒。

3. 倒入白飯，與豆乾等配料拌炒均勻後，加入醬油與素高湯粉迅速拌炒後盛盤。最後把青蔥切成蔥花（可不加），均勻地撒在炒飯上，增添香氣。

關鍵小祕訣

1. 如果讀者不吃五辛，可捨棄青蔥，並將蔥白換成少量且切成細末的老薑。

2. 這道料理毋須拘泥於特定食材，如果沒有新鮮的胡蘿蔔、豆乾，可使用冷凍三色蔬菜或青椒、彩椒；豆乾可替換為素火腿，或是切成丁狀的杏鮑菇。換言之，只要適合切成丁狀，在加熱過程中不易釋出水分的蔬菜，皆適合用來製作隨意素炒飯。

當個挑嘴的素食饕客

香菇廣東粥

Cuisine with satiety

3人份

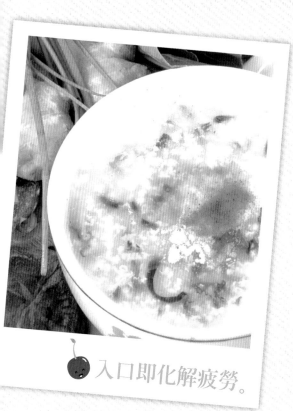

入口即化解疲勞。

樂活食材

1. 乾香菇、胡蘿蔔30公克
2. 白米1杯、青蔥少許（可不加）
3. 素肉鬆1匙、芹菜1小段、老薑1小片

清爽調味料

1. 鹽、醬油、素高湯粉各1茶匙
2. 胡椒少許

增強**抵抗力！**

素食新煮張

1. 老薑、胡蘿蔔去皮後切成細末狀。
2. 乾香菇泡水15分鐘，瀝乾後切成細絲。
3. 以熱油將老薑爆香，加入乾香菇、胡蘿蔔拌炒，加入水後，再將白米倒入鍋中拌炒。
4. 取一個較深的鍋子，加入適量清水並煮沸後，倒入炒好的材料與湯汁。
5. 待湯汁較為收乾、白米煮軟後，加入醬油、鹽、胡椒提味。最後撒上切碎的芹菜與素肉鬆，即完成香菇廣東粥。

關鍵小祕訣

1. 這道粥品的應用與變化相當多，可將香菇替換為高麗菜，即變化出另一道清甜的高麗菜粥。若將香菇替換為玉米，則成為玉米粥，亦是一道素食的粥品。
2. 這道料理中的白米應使用生米，勿使用煮熟米飯，粥品中的米粒才不會失去彈性，或是將白米替換為五穀米或糙米，將增添這道粥品的營養價值。

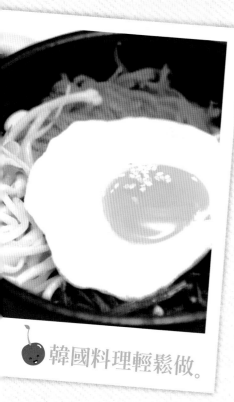

薄鹽韓式拌飯

Cuisine with satiety

3人份

低鈉較健康！

韓國料理輕鬆做。

🥄 樂活食材

❶ 白米1杯、蛋1顆、素泡菜100公克
❷ 胡蘿蔔、荳芽菜50公克

清爽調味料

❶ 麻油、鹽、素高湯粉各2小匙
❷ 蜂蜜、白芝麻各2小匙
❸ 韓式辣椒醬（視個人吃辣的程度而定）

素食新煮張

1. 將白米洗淨放入電鍋中煮熟，另外取鍋子加入7分滿的水與素高湯粉，分別汆燙切成細絲的食材。

2. 將麻油抹在陶鍋的鍋底與邊緣，放入煮好的白米，將汆燙後的食材與素泡菜，以放射狀排列在陶鍋中。接著撒鹽，並將雞蛋打入鍋中。將陶鍋放在瓦斯爐上，以中火加熱，聽到鍋中發出啪滋啪滋的聲響後，轉為小火繼續加熱5分鐘。

3. 熄火後打開陶鍋，將韓式辣椒醬與蜂蜜調勻後淋上，並撒上白芝麻即可。

關鍵小祕訣

1. 這道料理簡化了韓式石鍋拌飯的做法，降低油鹽與醃漬小菜的份量，較為清爽健康。

2. 如果家中沒有陶鍋，則可在白米煮熟後，將上述食材放入電鍋中，再以蒸食功能加熱十分鐘，雖然無法產生香脆的鍋巴，卻別有一番清爽的滋味。

蔬食焗飯

3人份

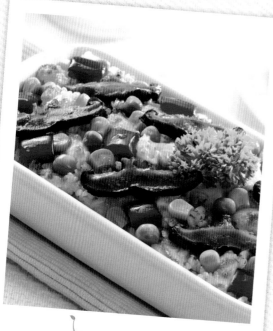

濃而不膩真爽口。

樂活食材

❶ 糙米1杯、三色蔬菜30公克
❷ 彩椒、香菇、焗烤用起司50公克
❸ 麵粉2匙、牛奶150毫升

清爽調味料

❶ 胡椒1茶匙
❷ 鹽、奶油、素高湯粉少許

素食新煮張

1　以電鍋煮好糙米，將彩椒、香菇切成小塊。在鍋子中放入彩椒、香菇、三色蔬菜略微拌炒後，盛起放置一旁。接著加入奶油，以小火融化，再放入麵粉拌炒，並持續攪拌。

2　炒香麵粉後，倒入牛奶拌勻，最後加入調味料，即完成焗烤專用白醬。

3　將糙米放在焗烤盤中，淋上白醬，再放入彩椒與香菇，撒上一層焗烤用起司。

4　以烤箱預熱100℃再加熱20分鐘，即完成香濃不膩口的蔬食焗飯。

關鍵小祕訣

1　如果覺得食用糙米不易消化、容易脹氣，可用白米取代，或是將白米與糙米以2：1的比例混合，米飯也會因此很有嚼勁。

2　讀者也可以使用蒸熟後的馬鈴薯替代米飯，馬鈴薯不僅適合以焗烤方式料理，更變成一道健康且高纖的主食。

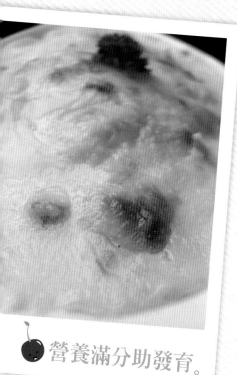

焗烤通心粉

Cuisine with satiety

1人份

鈣質
成分高！

樂活食材

❶ 通心粉1人份、南瓜1/4顆
❷ 甜玉米30公克、起司20公克
❸ 麵粉2匙、牛奶150毫升、奶油10公克

清爽調味料

❶ 素高湯粉、胡椒、鹽各1小匙

素食新煮張

1 將南瓜去皮切塊，入水煮至熟軟，再將通心粉以滾水煮熟撈起備用。接著加入南瓜，繼續拌炒，並用鍋鏟將南瓜搗成泥狀。

2 在另一鍋子中加入奶油，放入麵粉拌炒，並持續攪拌。然後倒入牛奶拌勻，接著加入調味料，即完成焗烤專用的白醬。

3 將南瓜泥倒入白醬之中，繼續以小火加熱，再加入甜玉米粒攪拌均勻，即為南瓜白醬。

4 在焗烤盤倒入通心粉，淋上醬汁，撒上起司，放入烤箱加熱。以大烤箱預熱100℃加熱15分鐘，即完成這道菜。

🍒 營養滿分助發育。

關鍵小祕訣

1 如果不喜歡南瓜，可將南瓜替代為番茄，將大顆番茄放入熱水煮熟後去皮，在步驟4中一起拌炒。

2 這道料理不必拘泥於食材，可將甜玉米替換為其他小顆粒或可切成丁狀的蔬菜。

當個挑嘴的素食饕客

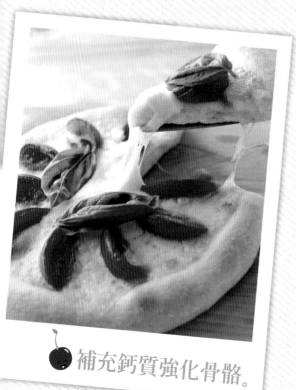

Cuisine with satiety
輕鬆獨享披薩

1人份

補充鈣質強化骨骼。

樂活食材
❶ 市售披薩餅皮或吐司1片
❷ 番茄2顆、羅勒葉2片
❸ 素食披薩用起司

豐富
蛋白質！

清爽調味料
❶ 番茄醬、奶油少許
❷ 胡椒粉1小匙

素食新煮張

| 先將披薩餅皮或吐司抹一層奶油,再塗上少許番茄醬。

2 將番茄、羅勒葉洗淨後切片,均勻地鋪在吐司上,並撒上素食披薩用起司。

3 放進小烤箱中烤五分鐘,如果是可調整溫度的烤箱,以130℃烤10分鐘(實際情況視各烤箱功率而異)。加熱後,撒上些許胡椒粉即可享用。

關鍵小祕訣

| 可以三色蔬菜替代番茄,味道更豐富,營養也更均衡。

2 選購披薩起司時,需注意成分是否含有動物性原料。

3 披薩已含有高蛋白質與高鈣質的起司,不宜搭配同樣含有高蛋白質的牛奶、豆漿,建議搭配新鮮蔬果汁、五穀漿、茶飲,可中和起司的油膩感。

Chapter 3
154

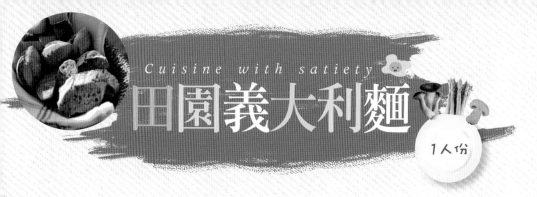

Cuisine with satiety

田園義大利麵

1人份

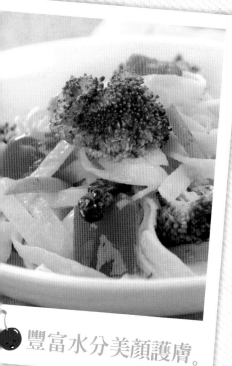

豐富水分美顏護膚。

樂活食材

❶ 義大利麵1人份
❷ 綠花椰菜、蘆筍、甜椒各30公克
❸ 大番茄1顆

清爽調味料

❶ 植物性奶油原汁1罐
❷ 鹽、胡椒各1小匙

纖維含量高！

素食新煮張

1. 取鍋子加水煮滾後，加入1小匙鹽，將義大利麵煮熟，不必煮得過於熟軟。

2. 蘆筍洗淨後切段，綠花椰菜切成小朵，甜椒切塊備用。將大番茄煮熟去皮，並利用此鍋的水將綠花椰菜略微汆燙。

3. 鍋中倒入橄欖油後，放入煮熟的大番茄，再加入植物性奶油原汁，攪拌均勻並煮滾後，最後加入蔬菜，煮至湯汁開始收乾。

4. 倒入已煮好的麵條，略微攪拌後，盛盤並撒上胡椒粉，即完成豐富的田園義大利麵。

關鍵小祕訣

這道田園義大利麵是以番茄為提味的基礎，其中的蔬果食材可替換為個人喜愛或家中現有的食材，如果能運用不同顏色的蔬菜，如甜椒、胡蘿蔔等，不僅在視覺上有增色效果，更能兼顧各種營養需求。

當個挑嘴的素食饕客

Cuisine with satiety

和風鮮蔬湯麵

1人份

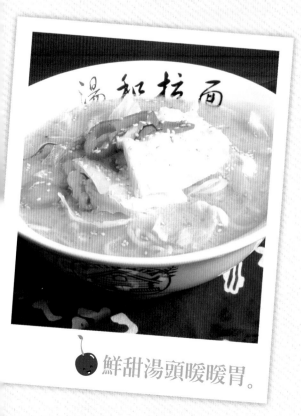

鮮甜湯頭暖暖胃。

樂活食材

❶ 高麗菜、青椒各30公克
❷ 麵條1人份（拉麵、油麵、家常麵條、烏龍麵皆可）

清爽調味料

❶ 味噌適量
❷ 味醂、素高湯粉、白芝麻各1匙

增免疫

素食新煮張

1 在鍋中以植物油爆香高麗菜並炒至熟軟，並將青椒洗淨切絲備用。

2 加入素高湯粉、味噌、味醂與適當水量繼續熬煮湯麵的基礎湯底。

3 取另一個鍋子，以少許植物油加入青椒略微炒香後，倒入味噌湯底中。

4 將麵條加入味噌湯底中煮熟，盛入碗中，撒上白芝麻，即完成和風鮮蔬湯麵。

 關鍵小祕訣

1 高麗菜含有豐富的維生素C，並能有效地增強腸胃免疫力，發揮促進消化的功效，更能幫助人體發育成長。

2 食譜當中所有的蔬果食材皆可替換為自己喜愛或是家中冰箱現有的食材，甚至還可加入葉菜類。

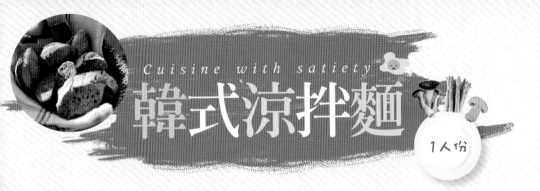

Cuisine with satiety

韓式涼拌麵

1人份

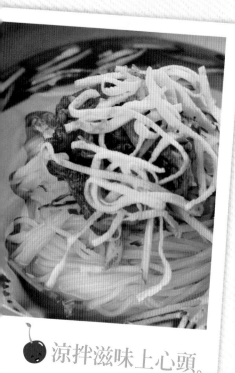

涼拌滋味上心頭。

樂活食材

❶ 麵條1人份（使用家常或烏龍麵條，口感佳）、小黃瓜1條
❷ 雞蛋絲、素泡菜各30公克

清爽調味料

❶ 醬油2小匙
❷ 素高湯1碗

營養價值高！

素食新煮張

1 取個鍋子裝7分滿的水與素高湯粉，並將泡菜切絲後備用。
2 小黃瓜去除中央帶籽部份，切絲備用
3 將麵條放入滾水中，勿煮至熟軟，撈起瀝乾，取一個淺盤，裝滿冰塊，覆蓋上一層保鮮膜，將麵條放在保鮮膜上冰鎮約5分鐘，使其更富彈性。
4 將冰鎮後的涼麵放入碗中，鋪上小黃瓜、素泡菜、雞蛋絲，而後將醬油、素高湯調勻，淋在食材上，即完成韓式涼拌麵。

關鍵小祕訣

1 我所提供的這道料理簡化了一般韓式涼拌麵的做法，降低油鹽與醃漬小菜的份量，較為清爽健康。
2 如果讀者希望增加蛋白質的攝取量，可加入一顆水煮蛋以均衡營養。

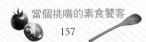

當個挑嘴的素食饕客

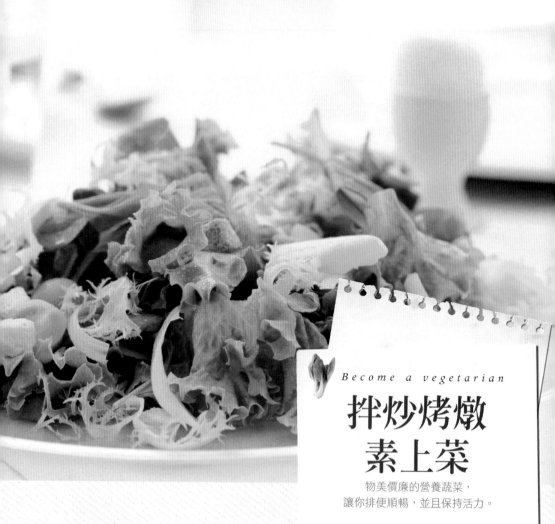

拌炒烤燉
素上菜

物美價廉的營養蔬菜，
讓你排便順暢，並且保持活力。

現代人平日工作繁忙，如果想要好好地吃幾道家常料理，通常得花不少時間與功夫來準備，尤其是蠟燭兩頭燒、兼顧家庭與工作的職業婦女，更是格外辛苦。我將在本節介紹共16道家常料理，讓讀者在家中可以輕鬆地製作下飯又健康的料理。而為了配合現代人忙碌而快速的生活步調，本章所

介紹的料理手法，有清炒、涼拌、什錦燴煮與焗烤
等四種，刪去需要多道手續的料理，節省從烹調到
上菜的時間，也排除需要高溫油煎、油炸的菜餚，不
僅準備起來毫不繁複，也能降低料理中的用油量，讓你
吃得清爽又健康。其中清炒與涼拌是家常料理中最常見的
烹調手法，即使你是新手，只要能掌握這些烹調妙方，也
能快速上手，輕輕鬆鬆地完成美味的素食料理！

　　涼拌是公認最能保留蔬菜養分的烹調方法，製作涼拌
菜色時，經常以開水汆燙青菜再進行調味；而青菜取出後，幾乎都會拌
點油脂。因為青菜中的維生素A、D、E、K是脂溶性維生素，適量的油
脂可促進脂溶性維生素的吸收。由於部分蔬菜含有太多草酸，它在人體
內沉澱時會導致腎結石，若烹調時加上適量的油脂，將能避免草酸沉澱。

　　此外，讀者可視一餐的營養分配，選擇適合搭配的兩、三道料理，
例如：豆腐類料理加上純蔬菜的料理，或是組合不同烹調手法的料理，
像是清炒菜色搭配涼拌菜色，如果能搭配主食、湯品與水果，就是豐盛

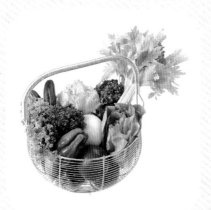

的一餐了。而本章節當中所介紹的什
錦與焗烤料理，除了平時食用以外，
也能拿來款待客人，不僅體面，也能
使賓主盡歡。事實上，多數食材都能
夠有所變化，並且依你的個人口味以
及家中現有的食材彈性運用，相信你
會因此料理得很開心。

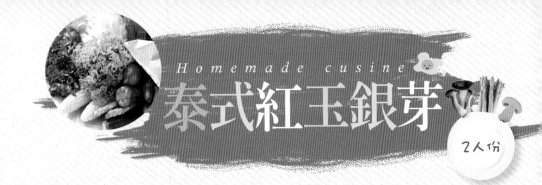

Homemade cusine

泰式紅玉銀芽

2人份

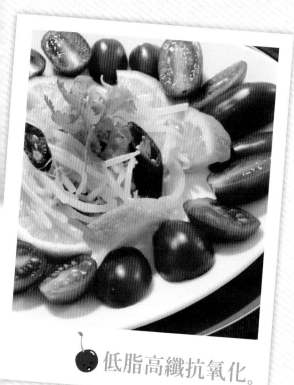

低脂高纖抗氧化。

高纖
維蔬食！

🖊 樂活食材

❶ 小番茄100公克
❷ 豆芽菜、小黃瓜50公克

清爽調味料

❶ 素高湯粉、胡椒各1茶匙
❷ 鹽、檸檬汁、醬油各1茶匙
❸ 糖2匙、香油少許

素食新煮張

1 小番茄對切，小黃瓜切絲備用。

2 滾水中加入素高湯粉，將小黃瓜與豆芽菜分別放入水中汆燙後撈起，靜置於冷開水中冷卻，再撈起並充分瀝乾。

3 將小黃瓜、豆芽菜、小番茄放入碗中，再加入辣椒、胡椒、鹽、檸檬汁、醬油與糖並充分攪拌，最後滴入一、兩滴香油，即完成這道酸酸辣辣的泰式紅玉銀芽。

 關鍵小祕訣

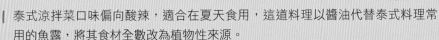

1 泰式涼拌菜口味偏向酸辣，適合在夏天食用，這道料理以醬油代替泰式料理常用的魚露，將其食材全數改為植物性來源。

2 這道料理所採用的泰式風格醬汁，可運用在各種不同的蔬菜上，不論是玉米筍、高麗菜、胡蘿蔔都很適合製作泰式涼拌菜，可視家中蔬菜種類與個人口味，任意組合與隨性調整涼拌菜色的內容。

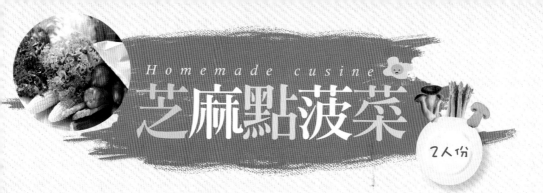

Homemade cusine

芝麻點菠菜

2人份

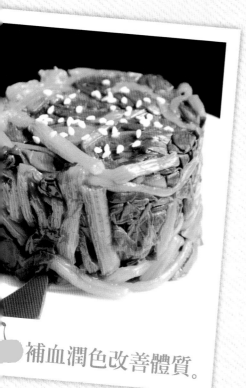

補血潤色改善體質。

樂活食材

❶ 菠菜100公克
❷ 白芝麻適量

有效
排宿毒！

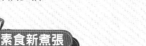

清爽調味料

❶ 醬油、素高湯粉各1茶匙
❷ 麻油少許

素食新煮張

1 將菠菜洗淨，去除底端紅色部分，並切為中段備用。

2 在滾水中加入素高湯粉與鹽，將菠菜入水汆燙，滴入一、兩滴植物油後迅速地撈起，放置於冷開水中冷卻。

3 將菠菜瀝乾後，與醬油、麻油，充分攪拌並再次瀝乾水分，最後撒上白芝麻即完成。

關鍵小祕訣

1 菠菜只要加熱過度就會氧化，若在汆燙時加入一匙鹽，可保持翠綠的顏色。

2 菠菜汆燙過久時，口感上也會變得軟爛易入口，如果要給老人家或小朋友食用，可燙久一點；如果喜歡爽脆的口感，不可汆燙過久，當菠菜略變色時就可撈起。

3 這道料理口味上接近韓式涼拌小菜，如果家中有芝麻醬，可以替代白芝麻、麻油、醬油與糖，風味上會變得較接近日式涼拌小菜。

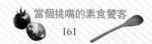

當個挑嘴的素食饕客

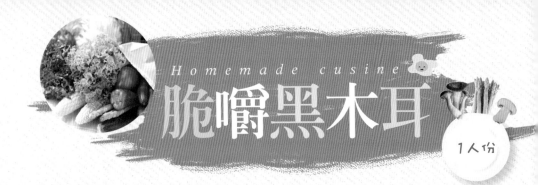

Homemade cusine

脆嚼黑木耳

1人份

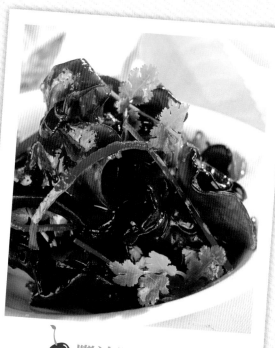

 豐沛膠質美肌養顏。

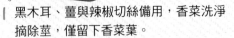

🥄 樂活食材

❶ 黑木耳60公克
❷ 薑2片、辣椒1段、香菜少許

清爽調味料

❶ 醬油、醋各1茶匙
❷ 糖、香油少許

 膠質潤肌膚！

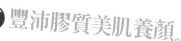 素食新煮張

1　黑木耳、薑與辣椒切絲備用，香菜洗淨摘除莖，僅留下香菜葉。

2　滾水中加入少許素高湯粉，而後將黑木耳放入水中汆燙，滴入1～2滴植物油後，撈起置於冷開水中冷卻後再瀝乾。

3　將黑木耳、薑絲、辣椒與所有的調味料充分攪拌均勻，撒上香菜後，即完成這一道爽口的脆嚼黑木耳。

🍇 關鍵小祕訣

1　如果讀者喜歡吃辣，可以將調味料換成辣豆瓣醬或是辣椒醬少許。

2　黑木耳雖然不是綠色蔬菜，但汆燙時滴入植物油可使木耳外觀發亮，更可刺激食慾，亦可加入煮熟的五香豆乾，讓這道料理更豐富。

3　黑木耳中含有多醣體，可以提高人體免疫力，並能預防惡性腫瘤。

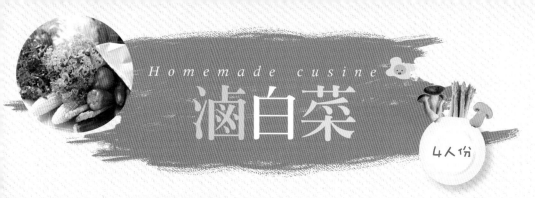

Homemade cusine

滷白菜

4人份

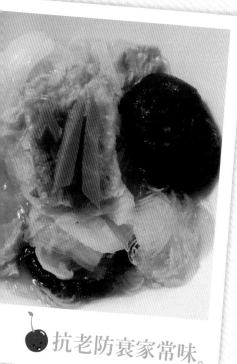

 抗老防衰家常味。

🍚 樂活食材

1. 大白菜1顆、胡蘿蔔少許
2. 乾香菇5朵、豆輪5個
3. 冬粉1/2把
4. 辣椒1段、薑2片

提高
代謝力!

清爽調味料

1. 素高湯粉、糖、醬油、鹽各1匙

🍴 素食新煮張

1. 乾香菇、豆輪與冬粉分別以水泡開備用，
   同時將胡蘿蔔切成長條狀備用。

2. 將白菜的菜葉一片片地剝下來，最外層深
   綠色的菜葉口感較老，不要使用，其餘的
   菜葉切成中段備用。

3. 以植物油熱鍋後，放入乾香菇炒香，再用
   醬油與糖同炒後，再加入胡蘿蔔絲拌炒，
   此時倒入一點熱開水，至胡蘿蔔略熟軟。

4. 將炒鍋中的湯汁與食材全部倒入燉鍋中，
   再加上兩碗水，燉煮至白菜熟軟。

關鍵小祕訣

1. 如果覺得這道料理的口味太清淡，可以加入素食沙茶醬與素蠔油提味。

2. 葷食的滷白菜常常會加入豬蹄筋來增加口感，如果想讓這道料理的食材更加豐
   富、口感更有層次、配色更鮮明多元時，可以再放進切成細絲的黑木耳與切小
   段的竹笙，加以變化。

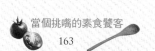

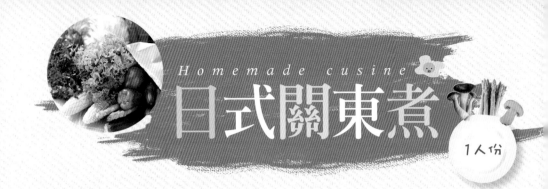

Homemade cusine

日式關東煮

1人份

樂活食材

❶ 昆布1片、蛋1顆，乾、新鮮香菇各5朵
❷ 白蘿蔔、胡蘿蔔、蒟蒻各3塊
❸ 油豆腐1塊、素丸子3顆

利尿又通便！

清爽調味料

❶ 胡椒少許
❷ 素高湯粉、鹽、味醂各1茶匙

素食新煮張

1 首先準備關東煮的湯頭。在鍋中加入昆布、泡發後的乾香菇、洗淨去皮並與切塊的白蘿蔔一同熬煮30分鐘，可添加少許素高湯粉以提味。

2 將蒟蒻、油豆腐、素丸子放入湯中，而新鮮香菇洗淨去蒂、娃娃菜洗淨後也放入湯中，當食材熟了以後，加上胡椒、鹽、味醂等調味料，就完成了清淡爽口的日式關東煮。

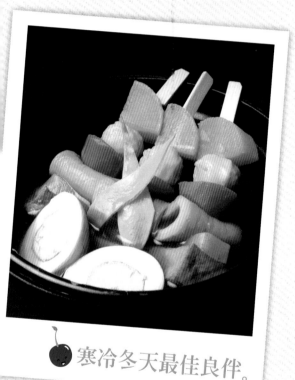

 寒冷冬天最佳良伴。

關鍵小祕訣

1 娃娃菜是十字花科草本植物，經由特別的方式栽種而成，外觀看起來猶如迷你型的白菜，但口感比白菜柔細、清甜而可口，亦可用小白菜、一般白菜或符合個人口感的青菜來替代。

2 這款日式關東煮味道清爽，加點沾醬，會更美味！以味噌、醬油、甜辣醬、糖少許，加上水煮開至略微收乾，再加入太白粉勾芡，就完成了日式關東煮的醬料。

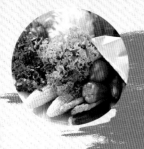

Homemade cusine

焗烤什錦

2人份

樂活食材

❶ 彩椒、綠花椰菜各100公克、洋菇50公克
❷ 焗烤用起司100公克、麵粉2茶匙、牛奶200毫升

清爽調味料

❶ 胡椒1匙，鹽、辣椒粉少許
❷ 素高湯粉、無鹽奶油少許

對抗
自由基！

素食新煮張

1 將彩椒、綠花椰菜洗淨後切成小塊後，入水汆燙。

2 在鍋子中加一小匙植物油，放入綠花椰菜、彩椒略微拌炒後，盛起放置一旁。

3 另一鍋中將無鹽奶油以小火融化，並放入麵粉拌炒，而炒香麵粉後，倒入牛奶拌勻，接著加入調味料，即完成白醬。

4 將綠花椰菜、彩椒放在焗烤盤中，淋上白醬後，均勻地撒上一層焗烤用起司。

5 以大烤箱預熱100℃後加熱15分鐘，即完成。

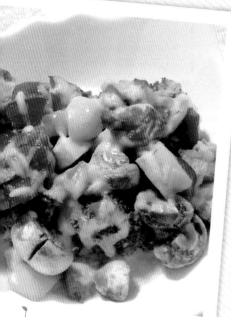

強健身體免疫力。

 關鍵小祕訣

1 如果家中沒有彩椒，任何非葉菜類的蔬菜，像馬鈴薯、胡蘿蔔等都可替代，只需切成小片或小塊即可。

2 如果喜歡吃辣，在起司表皮撒上少許辣椒粉，將添加香氣，而不顯濃膩。

3 如果不食用牛奶，可以無糖豆奶取代，可提供優質的蛋白質來源，風味亦佳。

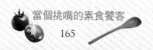
當個挑嘴的素食饕客

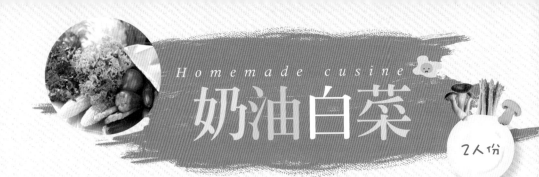

Homemade cusine

奶油白菜

2人份

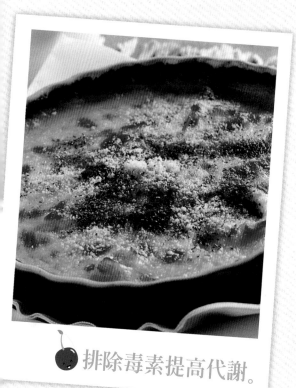

 排除毒素提高代謝。

🥄 樂活食材

❶ 白菜1/2個、新鮮香菇3朵
❷ 麵粉1大匙、奶油少許
❸ 起司100公克、牛奶200毫升

清爽調味料

營養
很均衡!

❶ 胡椒、鹽、素高湯粉各1匙

素食新煮張

1. 將大白菜去除底端蒂頭並切成中段,新鮮香菇切成片狀。以植物油熱鍋後,將香菇片拌炒至略微熟軟,接著放入大白菜與素高湯粉拌炒至略熟後,將火轉小熬煮20分鐘至食材熟軟、湯汁收乾後,將食材撈起備用;炒菜的湯汁可留在放涼後製作白醬。

2. 在鍋中放入奶油以小火融化,加入麵粉拌炒,炒香麵粉後,加入牛奶與炒菜的湯汁拌勻,接著調味,至湯汁收乾成濃稠狀,即成為烤白菜專用的白醬。最後將食材放入烤盤中,淋上白醬並撒上起司,大約烤20分鐘即完成。

關鍵小祕訣

1. 大白菜在加熱過程中會釋出大量的水分,必須在前置作業中將大白菜烹調至熟軟。而將炒菜用的湯汁用來製作焗烤白醬,可讓醬料與食材滋味融合。

2. 炒菜的湯汁必須放涼降溫後才能用來製作白醬,以免在與麵粉攪拌時產生結塊。

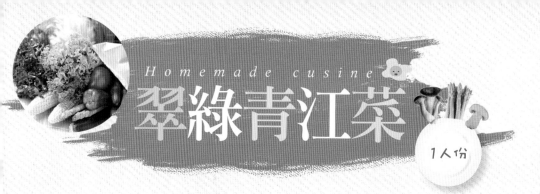

Homemade cusine
翠綠青江菜

1人份

樂活食材
❶ 青江菜2株
❷ 彩椒、蒜頭末（不食五辛者可不加）

清爽調味料
❶ 素高湯粉1匙

腸胃
清道夫！

素食新煮張

1 洗淨青江菜，並將尾端的蒂頭去除，將彩椒切成絲狀備用。

2 將植物油倒入鍋中，爆香薑片、蒜頭（不食五辛者可不加）。

3 接著倒入青江菜快速拌炒，當青江菜略微變色後，加入熱水與素高湯粉快炒。

4 最後盛盤，並放入彩椒點綴即可。

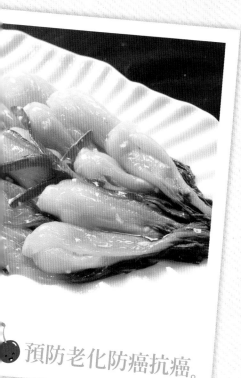

預防老化防癌抗癌。

關鍵小祕訣

1 青江菜的菜梗較厚，雖然整株料理起來較為美觀，但為了避免炒菜時間太長、久煮不爛，一片片地剝下來清洗與料理較能減少烹煮時間。

2 為了避免口感過於生硬，促使老人家或小朋友不易食用，可將青江菜的菜梗與菜葉切開，並將菜梗再切為兩段，較易入口。青江菜亦可替換為芥藍菜或白花椰菜，同樣具有高度的營養價值。

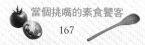

當個挑嘴的素食饕客

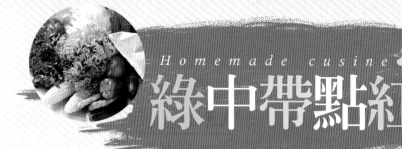

Homemade cusine

綠中帶點紅

2人份

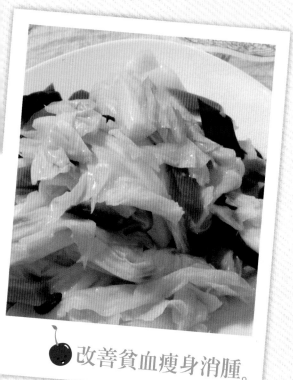

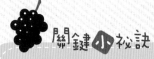

改善貧血瘦身消腫。

美容價值高！

樂活食材

❶ 薑2小塊、辣椒1段
❷ 高麗菜苗100公克
❸ 枸杞3～5顆、新鮮香菇2朵
❹ 胡蘿蔔30公克

清爽調味料

❶ 鹽、麻油各1小匙

素食新煮張

1 將薑切成片，高麗菜苗剝成一片片洗淨，枸杞泡水使其變軟，辣椒切絲或切段備用。

2 將胡蘿蔔切成薄片，新鮮香菇去蒂後亦切為薄片備用。

3 在鍋中倒入麻油加熱，將薑片爆香後，加入胡蘿蔔與新鮮香菇拌炒。放入高麗菜苗拌炒，適時倒入少許熱水。

4 當高麗菜苗變熟軟後，加入鹽、枸杞與辣椒略為拌炒後，即可盛盤。

關鍵小祕訣

1 這道料理亦可使用一般的高麗菜，但高麗菜苗口感更為清甜細嫩。

2 如果將枸杞替換為花椒，並將麻油換為一般的植物油，這道菜將會成為另一道不同風貌的高麗菜苗料理。

3 高麗菜內含水溶性維生素，若在清洗之前切成細絲，營養素會流失得比較多。

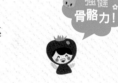

泡菜醃豆腐

Homemade cusine

1人份

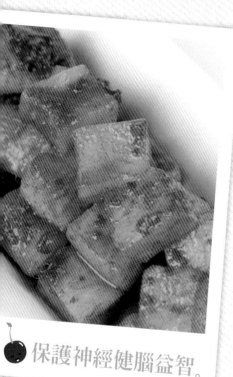

保護神經健腦益智。

樂活食材
❶ 韓式素泡菜少許
❷ 薑2小片、新鮮豆腐2塊

強健
骨骼力!

清爽調味料
❶ 麻油、香油各1小匙

素食新煮張

1 將薑切片，豆腐切成塊狀，泡菜切段備用。

2 將麻油倒入鍋中加熱，爆香薑片後，加入韓式素泡菜拌炒。

3 倒入少許熱水，將泡菜與薑片拌炒均勻，再加入豆腐，待豆腐吸飽湯汁後即可盛盤，在起鍋前加入香油即完成。

關鍵小祕訣

1 這道料理建議選用傳統板豆腐或木棉豆腐，較不建議選用嫩豆腐或雞蛋豆腐，因為傳統板豆腐或木棉豆腐較容易入味，且不易在翻炒過程中破碎。

2 如果可以食用五辛，選用一般的泡菜即可，但有些泡菜製作過程中可能添加了魚露，故建議讀者採用標明素食可用的泡菜。

3 建議加入些許泡菜醬汁，不需添加其他調味料也能做出夠味的泡菜醃豆腐。

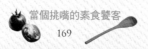

當個挑嘴的素食饕客

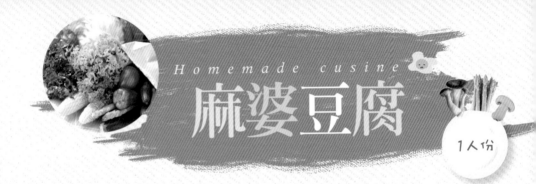

Homemade cusine

麻婆豆腐

1人份

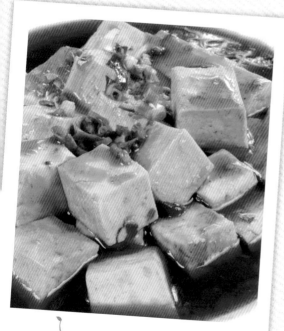

 強健骨骼保護牙齒。

樂活食材

❶ 豆腐1塊、辣椒1個

❷ 薑2小片

❸ 青蔥1小段（不食五辛者可不加）

清爽調味料

❶ 素豆瓣醬2茶匙

❷ 素蠔油1茶匙

防骨
質疏鬆！

 素食新煮張

1 將豆腐切成小塊備用；將蔥、薑、辣椒
分別剁碎備用。

2 將植物油加熱並爆香薑後；加入少許水
淹過食材，倒入豆瓣醬、素蠔油與辣椒
攪拌均勻快炒。

3 最後放入豆腐快炒，起鍋前撒上蔥花
（不食五辛者可不加），快速攪拌後盛
盤。

關鍵小祕訣

1 痛風患者必須避免食用太多的菇類與豆類食物。

2 這道料理的豆腐，不論是使用傳統板豆腐或嫩豆腐皆可。

3 如果將素豆瓣醬替換為九層塔與醬油，這道菜就能衍生出新吃法，變身為「三
杯豆腐」。

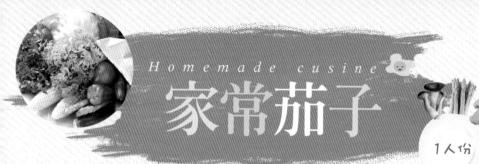

H o m e m a d e c u s i n e

家常茄子

1人份

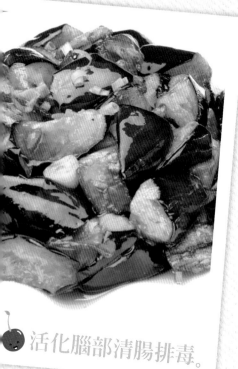

活化腦部清腸排毒。

樂活食材

1. 茄子1個
2. 薑2小片、辣椒1個
3. 青蔥少許（不食五辛者可不加）

清爽調味料

1. 醬油、麻油各1茶匙
2. 素豆瓣醬、素蠔油各1小匙

降低
血脂肪！

素食新煮張

1. 在茄子的表皮上劃出刻花，在烹調時會較為入味。接著將茄子斜切為1公分厚的薄片，在鹽水中浸泡10分鐘後瀝乾，以去除茄子的澀味。

2. 取另一鍋子，將水煮滾，以大火快速地汆燙茄子，同時在水中加入少許植物油，讓茄子不容易在烹調時變色。

3. 蔥、薑、辣椒皆切為細碎狀。以麻油爆香薑、辣椒後，加入醬油、素豆瓣醬與素蠔油拌炒後，放入茄子，加熱水快炒後即可盛盤，再撒上蔥花（可不加）。

關鍵小祕訣

1. 如果不食用五辛的讀者，可以不加青蔥。
2. 可以額外加入杏鮑菇、新鮮香菇等，甚至與豆乾食材一同運用，將增添香氣。
3. 茄子所含的膽鹼能提升大腦運作能力，並能增強抵抗力，其所含的膳食纖維也能清除腸道毒素。

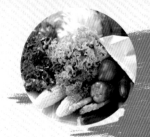

Homemade cusine

三菇總匯

1人份

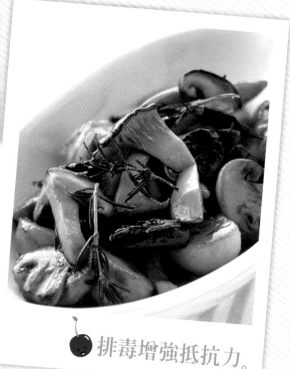

降低膽固醇！

樂活食材

1. 新鮮香菇3朵
2. 蘑菇、杏鮑菇各30公克
3. 薑2小片、迷迭香少許

清爽調味料

1. 麻油1茶匙
2. 醬油1茶匙

素食新煮張

1. 將新鮮香菇、蘑菇、杏鮑菇切成一口大小即可。
2. 以麻油爆香薑片，加入新鮮香菇、杏鮑菇與蘑菇拌炒，加入醬油調味，起鍋盛盤前加入迷迭香即完成。

 排毒增強抵抗力。

關鍵小祕訣

1. 這道菜做法不需拘泥哪種菇類或多少菇類，各種菇類皆可以此方法料理。如果家中僅有杏鮑菇，將杏鮑菇切較厚的中塊即可以此做法烹調，也同樣美味。
2. 由於新鮮香菇屬於高普林值的食材，其他菇類屬於中普林數值的食材，故不建議痛風病患食用這道料理。

芹菜炒洋菇

Homemade cusine

1人份

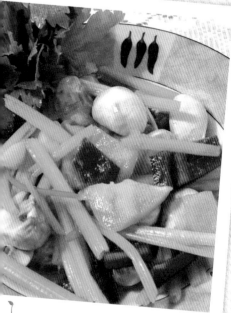

 清熱解毒強身健體。

樂活食材

❶ 芹菜1株
❷ 洋菇、彩椒各50公克

清爽調味料

❶ 鹽、素高湯粉、胡椒粉各1匙
❷ 檸檬汁少許

 腸道保健康！

素食新煮張

1. 芹菜切成易入口的小段，同時將洋菇對切，彩椒切成小丁狀。

2. 以植物油熱鍋後，加入芹菜。當芹菜稍微熟軟後，加入少許開水、洋菇與彩椒，並滴入數滴檸檬汁，可避免洋菇氧化變黑而影響外觀。

3. 加入鹽與素高湯粉調味，待洋菇與彩椒熟軟後，撒上胡椒粉即可盛盤。

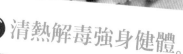 關鍵小祕訣

1. 從超市、市場或賣場購入芹菜時，大多含有葉子，但通常較少人食用芹菜葉，可直接去除，僅保留少許葉片作為裝飾之用。

2. 這道料理中，亦可以使用西洋芹來取代一般芹菜，不過西洋芹的莖部較厚重，必須花費較長的烹調時間。

 當個挑嘴的素食饕客

素鑲大黃瓜

Homemade cusine

1人份

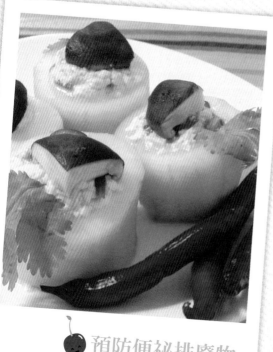

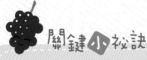

預防便祕排廢物。

樂活食材

❶ 大黃瓜1/2條、胡蘿蔔50公克
❷ 新鮮香菇2朵、豆腐1塊、薑2小片

清爽調味料

❶ 麻油2小匙、胡椒粉少許
❷ 素蠔油、高湯粉各1小匙

纖體
又清腸!

素食新煮張

1 把薑剁碎,胡蘿蔔切成丁狀,將豆腐壓成泥狀且倒出水分。新鮮香菇對切為半月狀,同時將大黃瓜切成四大段。

2 以麻油炒香薑片後,倒入胡蘿蔔拌炒,並加入素蠔油調味,即可先盛起。將薑片、胡蘿蔔與豆腐泥攪拌均勻,作為鑲料。將鑲料填入大黃瓜並放入鍋子,而香菇分別放在大黃瓜上,並加入清水至淹過大黃瓜的位置,再加高湯粉。

3 開小火並蓋上鍋蓋加熱至水沸騰約10分鐘,此時撒上胡椒粉後盛盤。

關鍵小祕訣

1 大黃瓜鑲肉是一道常見的宴客菜餚,我將這道料理的手續簡化,並將食材全數改為植物性食材,讓讀者吃得更健康。

2 這道料理中的豆腐可選用傳統板豆腐或嫩豆腐。如果選用傳統板豆腐,在料理前以重物如裝滿水的塑膠袋在豆腐上略微施壓,可擠出豆腐的多餘水分,以免豆腐內含過多水分,而在食用夾取時掉出鑲料。

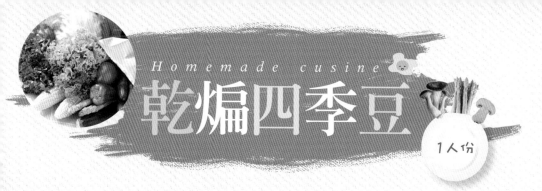

Homemade cusine

乾煸四季豆

1人份

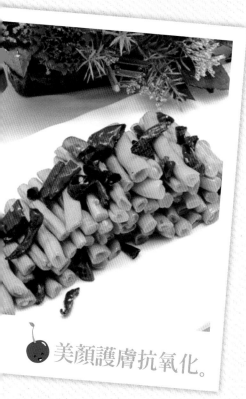

美顏護膚抗氧化。

對抗
自由基！

樂活食材

❶ 四季豆100公克
❷ 薑2片、辣椒1段

清爽調味料

❶ 胡椒、香油少許
❷ 鹽、糖、素豆瓣醬各1/2小匙

素食新煮張

1. 將四季豆摘去頭尾的尖端部分與兩旁的筋絲，切成易入口的小段，同時將薑、辣椒備用。

2. 四季豆以滾水略微氽燙後，撈出瀝乾備用。

3. 將植物油倒入鍋中，爆香薑後，加入素豆瓣醬、糖調味後，再加入辣椒與氽燙後的四季豆，拌炒至四季豆全熟以後，即可盛盤，起鍋前撒上胡椒粉、滴入幾滴香油即完成。

關鍵小秘訣

乾煸四季豆是餐廳裡常見的菜色，傳統做法為使用較大量的油，將四季豆炸至略帶焦香後，再與絞肉拌炒，是一道重口味且下飯的料理。我不僅將這道料理的食材改為純植物性食材，更改為簡易且清爽的做法，避免讓讀者攝取太多的油脂，影響健康。

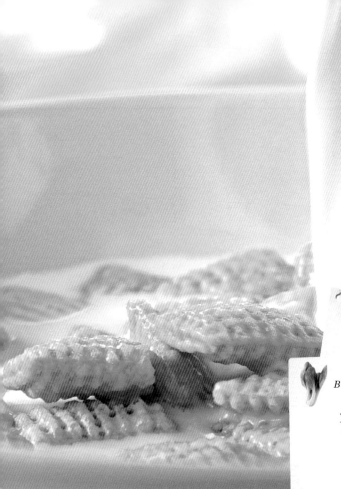

養生健康
素湯品

湯品不但能暖胃，又能暖身，
本節將會提供讀者八道素食湯品。

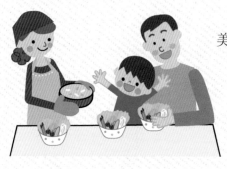

每每提到湯品，大家都能認同，一碗
美味的熱湯可以讓人感到溫暖而幸福，然
而素食者不能喝排骨湯、香菇雞湯、貢
丸湯，是否就只能喝中藥相關的當歸
川芎藥膳湯？藥膳湯雖然美味營養，
喝久了總是想來點變化，因此我在

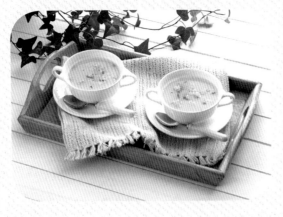

這一章節將會教讀者如何運用新鮮甜美的蔬果食材，烹調出美味的好湯！

舉例來說，我會介紹可以快速製作的營養湯品，當你忙碌的時候，也能輕鬆享有熱騰騰的好湯；而假日較有閒暇時光，不妨花點功夫製作香濃又有飽足感的西式濃湯，甚至可以搭配前面所介紹的田園義大利麵，就能省下到西餐廳用餐的費用！而炎熱的夏天，效法最懂美食的香港朋友，來一盅料多味美的中式煲湯，降火氣又有養顏美容的功效，何樂而不為？

如果無暇煮湯的朋友，不妨運用電鍋、燜燒鍋，可以免去顧爐火又擔心燒焦的麻煩，這麼一來，不僅喝湯喝得美味，也很有效率。此外，素湯品雖然沒有大骨高湯、雞高湯的濃厚調味，但只要巧妙運用幾款常見的蔬果、相互搭配，再加上少許素高湯與調味料提味，素湯品一樣能夠很美味。針對尚未實行全面蔬食的朋友，在經過連日應酬聚會、大魚大肉的飯局之後，不妨接連飲用一、兩天素湯品、主食加青菜水果的組合，可以清清腸胃，平衡過多的營養與熱量，可說是一舉數得呢！

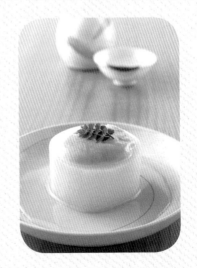

Helth-care soup
綜合蔬菜湯

4人份

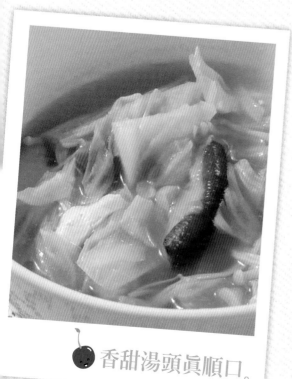

香甜湯頭真順口。

樂活食材
1. 高麗菜、金針菇、胡蘿蔔各100公克
2. 新鮮香菇2朵、豆腐1塊

清爽調味料
1. 素高湯粉2小匙
2. 胡椒、鹽1小匙

防止
胃潰瘍！

素食新煮張

1. 將胡蘿蔔切成細條狀，高麗菜切絲，新鮮香菇切片，並將金針菇洗淨剝開，豆腐切成小塊備用。

2. 將植物油倒入鍋中，油熱後放入胡蘿蔔，直到植物油染上少許紅色後，加入新鮮香菇、金針菇與高麗菜絲一同拌炒，並放入素高湯粉，炒至高麗菜完全熟軟為止。

3. 取另一個鍋子，放入4碗水後，倒入蔬菜食材並加上豆腐，轉小火煮約15分鐘即可，起鍋前加上鹽、胡椒即完成。

關鍵小祕訣

這道菜除了當作湯品食用，還可以作為湯底，加入洗淨的白米，以小火熬煮成粥，煮粥時需另外加2碗水，每10分鐘檢查湯鍋是否快要燒乾，同時加入1碗水，大約加3次水後，白米即可熟軟，起鍋前加入打散的雞蛋，營養又好吃。如果家裡有電子鍋，直接將湯與蔬菜倒入鍋中，放入白米，以「煮粥」模式烹調即可。

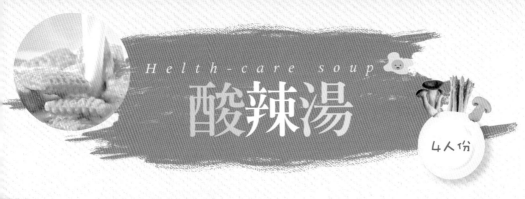

Helth-care soup

酸辣湯

4人份

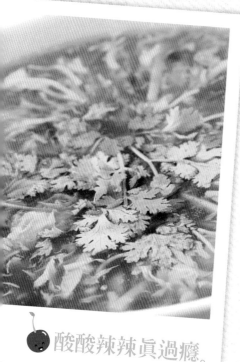

酸酸辣辣真過癮。

樂活食材

❶ 胡蘿蔔、黑木耳各100公克、薑1片
❷ 新鮮香菇3朵、傳統板豆腐1小塊

清爽調味料

❶ 醋、香油少許
❷ 素高湯粉、鹽、胡椒各1匙

排淨
體內毒！

 素食新煮張

1　將薑切片備用，同時把胡蘿蔔與黑木耳切成細長條狀，而新鮮香菇切成薄片備用；傳統板豆腐也切成條狀備用。

2　把植物油倒入鍋中，爆香薑片後，放進胡蘿蔔拌炒；稍後再加入新鮮香菇與黑木耳，以熱水拌炒。另取一個鍋子，倒入4碗水並加熱至沸騰，再加入已拌炒後的食材以及豆腐，最後倒入素高湯粉。

3　待材料熟軟並散發香味後熄火，最後加入醋、胡椒、香油即完成。

 關鍵小秘訣

1　熄火後再加入醋，以免在加熱的過程中，因醋揮發而少了酸味。

2　這道湯品的製作時間短暫，可以很快就上桌，唯有在步驟2需要花一點時間將胡蘿蔔炒軟，以減少整道湯品的烹煮時間，是為了避免湯品中的胡蘿蔔還有生、硬的口感，若想要節省更多時間，可將胡蘿蔔切成細絲再烹調。

當個挑嘴的素食饕客

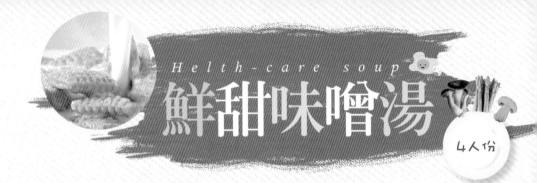

Helth-care soup
鮮甜味噌湯

4人份

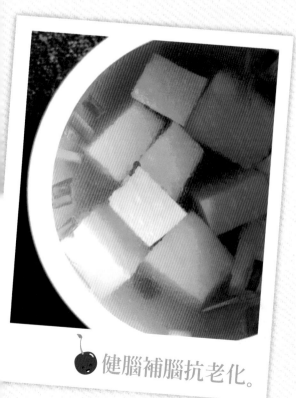

健腦補腦抗老化。

樂活食材
❶ 豆腐1塊,白蘿蔔100公克
❷ 乾燥海帶芽15公克

清爽調味料
❶ 味噌4湯匙
❷ 素高湯粉、味酥各1茶匙

降低致癌率!

素食新煮張
1 豆腐切成小塊,白蘿蔔去皮後刨成絲。
2 將植物油倒入鍋中,加入白蘿蔔絲一同拌炒數分鐘後盛起。
3 取另外一個鍋子,加入4碗水,倒入炒好的白蘿蔔,以小火煮滾後,加入海帶芽與豆腐,再以小火煮至沸騰。
4 放入味酥與素高湯粉,先將味噌置於碗中,以少許熱水攪拌均勻後,再加入湯鍋,可避免結塊。待海帶芽漲大、白蘿蔔絲完全熟軟後,即可盛起,起鍋前撒上提味增色的綠色蔬菜即可。

關鍵小祕訣

1 一般在煮味噌湯時,常以柴魚、丁香魚作為湯底,增加鮮甜的風味,茹素者可運用天然的白蘿蔔,加上味酥的提味,也能喝到帶著自然甜味的味噌湯。
2 味噌湯中使用的豆腐,不論是傳統板豆腐、雞蛋豆腐、嫩豆腐皆可,如果選用油豆腐,別有一番風味,建議讀者可以試試看。

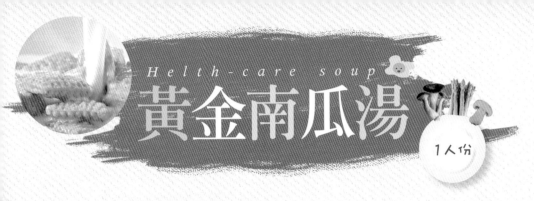

黃金南瓜湯

1人份

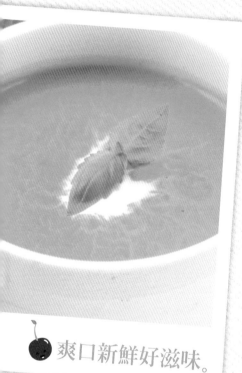

爽口新鮮好滋味。

樂活食材

❶ 南瓜1/4顆、麵粉1匙

清爽調味料

❶ 牛奶150毫升、奶油50公克
❷ 素高湯粉、胡椒、鹽各1茶匙

營養 ☆
價值高!

素食新煮張

1 將南瓜洗淨去籽後切成塊狀,放入電鍋中蒸熟。等南瓜蒸透後,切除皮的部分,小心別燙到手。

2 以植物油熱鍋後,放入南瓜拌炒,並以湯匙將南瓜壓成泥狀,再倒入開水煮成湯狀,此時必須不斷攪拌。

3 取另一個鍋子,以小火將奶油融化後,放入麵粉拌炒,最後加入素高湯粉與牛奶攪拌均勻。

4 將南瓜泥與步驟3的白醬移至湯鍋,並加入適量的清水,在過程中必須不停攪拌,以小火煮滾後,即可撒上胡椒與鹽,準備上桌。

關鍵小祕訣

1 讀者只要善加運用白醬,變換不同比例,既有的食材與調味醬可以做出不同的變化。

2 如果將馬鈴薯塊蒸熟後加入濃湯,與南瓜一起壓成泥狀,湯品的口感會更加濃郁,此時不需要再加入白醬,只須倒入150毫升的牛奶來調味即可。

當個挑嘴的素食饕客

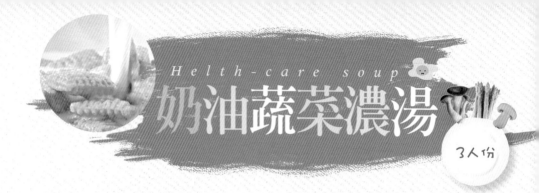

Helth-care soup

奶油蔬菜濃湯

3人份

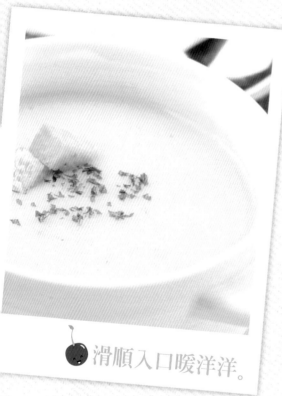

滑順入口暖洋洋。

樂活食材

❶ 馬鈴薯1顆、麵粉1匙
❷ 胡蘿蔔、洋菇、高麗菜各100公克
❸ 西洋芹50公克、牛奶300毫升

清爽調味料

幸福
素料理！

❶ 奶油100公克、胡椒少許
❷ 素高湯粉、鹽各1小匙

素食新煮張

1　將胡蘿蔔與馬鈴薯去皮切成小塊備用，而洋菇、西洋芹、高麗菜切片備用。

2　以植物油拌炒胡蘿蔔、馬鈴薯與西洋芹至略微熟軟的狀態。在另一湯鍋中，將奶油融化後，加入麵粉拌炒，同時放入素高湯粉與一半的牛奶拌勻。

3　將蔬菜倒入奶油高湯，並加入剩下的牛奶與適量清水，以小火熬煮至蔬菜皆軟爛，即可加入胡椒與鹽，準備上桌。

關鍵小祕訣

1　如果家中有大瓶裝的牛奶，擔心在過期前無法食用完畢，不妨用來製作這道湯品，並以牛奶取代清水，滋味會非常柔和而濃郁，不過牛奶每天有特定的攝取量，以1～2杯為宜，需酌量食用。

2　蘆筍、彩椒等，只要是西式料理中會出現的蔬菜，都可以加入這道奶油蔬菜濃湯，並視個人口味與家中蔬果存量調整。

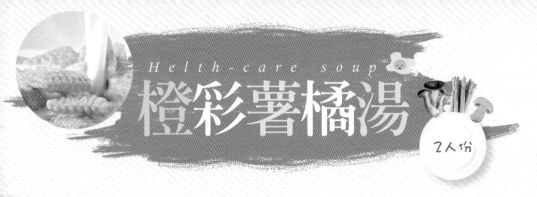

橙彩薯橘湯

Helth-care soup

2人份

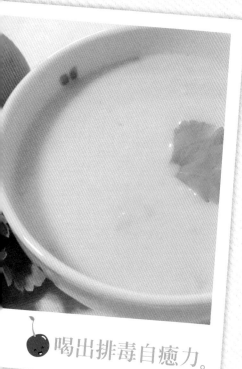

喝出排毒自癒力。

🍴 樂活食材

❶ 地瓜2條、奶油50公克
❷ 橘子汁、牛奶各150毫升

清爽調味料

❶ 素高湯粉1匙，或素高湯200毫升
❷ 胡椒1小匙

提升
代謝力!

素食新煮張

1 將地瓜洗淨去皮，切成丁狀。

2 以奶油炒香地瓜，並以水炒方式烹調，再加入素高湯粉加熱，直到地瓜變軟。

3 以湯匙將地瓜壓成泥，如果家中有食物調理機，亦可倒入調理機中攪拌成泥，可節省許多時間。

4 將地瓜泥倒入湯鍋，加入適量的水，小火加熱攪拌至沸騰後，再倒入牛奶加熱15分鐘，起鍋之前加入橘子汁，即可盛入碗並撒上胡椒，就完成橙彩薯橘湯。

關鍵小祕訣

1 這道湯品是歐式食譜，不論是地瓜、南瓜、甜薯，只要是帶有明顯甜味、能與橘子汁搭配的的根莖類植物都很適合。

2 如果沒有橘子汁，柳橙汁亦可，建議選擇非濃縮汁還原的原汁。另外，將橘子汁加入湯品僅是為了增加風味，勿將此當作攝取一份蔬果計算。

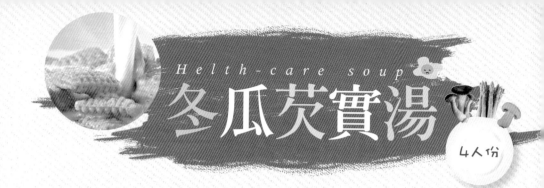

Helth-care soup

冬瓜芡實湯

4人份

樂活食材

❶ 薏仁1兩
❷ 芡實1兩
❸ 冬瓜200公克
❹ 薑1小片
❺ 枸杞少許

改善
腎發炎!

清爽調味料

❶ 鹽少許

素食新煮張

1 薏仁、芡實洗淨泡水使其軟化,將冬瓜洗淨後去掉瓜皮與帶籽部位後,切成大塊備用。

2 在湯鍋中倒入5碗水,煮沸後加入薑片、薏仁、芡實與冬瓜,先以大火煮至水滾,再以小火煮1.5小時即可。

3 最後撒上枸杞,即完成。

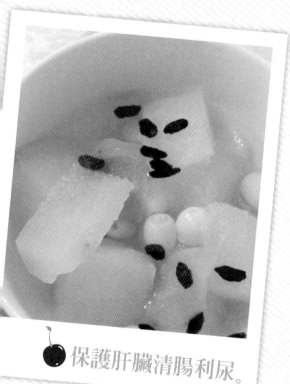

保護肝臟清腸利尿。

 關鍵小祕訣

1 這道湯品有清熱消水腫的功效,特別適合在夏天時食用,雖然冬瓜性涼,但沒有苦瓜那麼寒涼,故孕婦也可食用。

2 冬瓜中的鉀能夠去除身體多餘的鹽分,有助於維護腎臟功能,改善慢性腎炎。此外,其所富含的膳食纖維能整腸排毒。

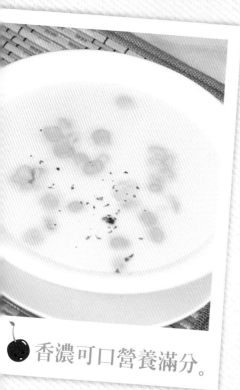

Helth-care soup

玉米濃湯

1人份

營養很均衡！

🥄 樂活食材
① 玉米醬 1 罐、素火腿 1 片
② 糖2茶匙、鹽1茶匙
③ 水4杯

清爽調味料
① 麵粉1/4杯
② 植物油3大匙、植物性奶油1小匙

素食新煮張
1 將植物性奶油與植物油倒入鍋中，待熱鍋後轉小火，並且一邊翻炒、一邊放入麵粉。
2 待麵糊炒好後放入鍋裡，此時也必須一邊攪拌、一邊加水，待拌勻後再放入玉米醬、切塊素火腿、糖、鹽後煮開。
3 接下來，熬煮10～15分鐘後即可食用，並依個人喜好加入少許黑胡椒粉！

香濃可口營養滿分。

關鍵小祕訣
1 在製作麵糊時，火候千萬不能太大，否則很容易炒焦，應以小火慢慢翻攪，以避免黏鍋，待麵糊變成金黃色後即成。
2 我會建議讀者亦可將其分裝到小碗中，待濃湯溫度降至約莫40度時，放上一張起酥片，置入預熱烤箱中，以200℃的火溫烤12～15分鐘，隨即成為酥皮玉米濃湯。

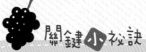

當個挑嘴的素食饕客

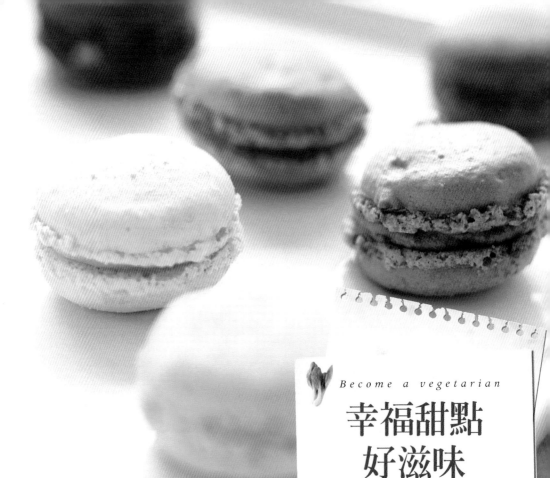

幸福甜點
好滋味

素食甜點皆以天然食材製成，
是挑剔女性們的美味首選！

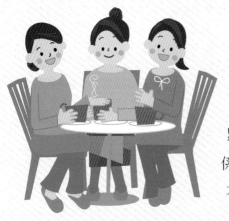

甜點是許多女性朋友的最愛，飯後來一道甜品或甜味飲料，總是讓人有滿滿的幸福感。然而多數的蛋糕、甜點，都與「不健康」三個字脫不了關係，吃點心變成一種甜蜜卻沉重的負擔。不過甜點到底哪裡有害呢？一般酥皮甜

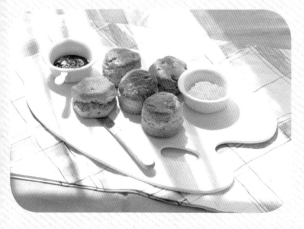

點中加了氫化後的酥油，其中含有大量的反式脂肪，將危害人體健康；西式甜點中常見的鮮奶油，更含有高量脂肪與動物性成分；而且一般甜食含有極少的營養素與過多的糖分，僅能提供熱量，故容易造成熱量攝取過度，讓喜愛甜食的朋友們，在大啖美味甜食之際，總是懷有高度罪惡感。其實「六五四三，全面蔬食」的健康概念，也能運用到甜品中，如果能以大量蔬果食材取代麵粉、白糖，同樣可以做出美味的甜品，因此，我在本章節規劃了多道具有健康概念的甜品，較一般食譜減少用糖量，並簡化製作手續，而且我所介紹的甜品，皆採用天然食材，不會吃進添加物、色素與人工香料，不論冬夏皆適合，冰飲熱飲皆宜，讓家人朋友享用富含植物纖維的甜點，絕對比含有大量脂肪與糖分的蛋糕、冰淇淋，對健康更有益處。

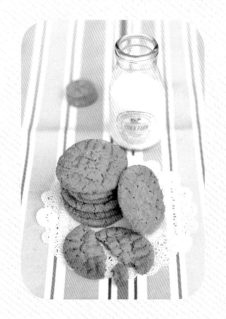

此外，喜愛西式甜點的朋友別失望，因為我也介紹了數道製作簡易、上手快速的小西點，完全不需要用到打蛋器、擠花器等西點製作工具，讓你能為居家生活增添更多幸福的甜蜜滋味！

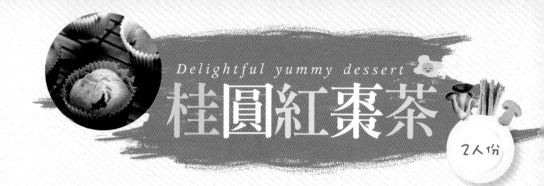

Delightful yummy dessert

桂圓紅棗茶

2人份

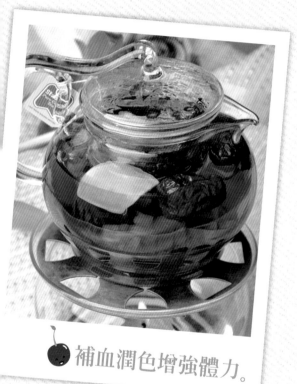

樂活食材

❶ 桂圓（龍眼乾）20公克
❷ 紅棗5顆
❸ 薑1小片

恢復
好氣色！

清爽調味料

❶ 黑糖50公克

素食新煮張

1 薑片洗淨後切片，使其在煮茶時較為入味，紅棗沖水洗淨備用。

2 在鍋子中加2碗水，放入薑、桂圓、紅棗，以小火烹煮約15分鐘。

3 燉煮至桂圓膨脹散開如花朵形狀時，加入黑糖再煮1分鐘，待水沸騰即可熄火，過濾湯汁後就能飲用。

 補血潤色增強體力。

關鍵小祕訣

1 這道茶飲溫暖而芳香，不僅能預防感冒，還能促進血液循環，讓身體保持溫暖，因此特別適合在冬天飲用，尤其適用於手腳容易冰冷的女性。

2 平日可大量製作，要飲用時再從冰箱取出，夏天時可以冰涼享用，冬天再放入微波爐加熱，但一次製作不宜過量，以3天內可飲用完畢為佳。

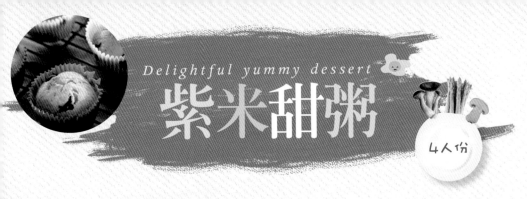

Delightful yummy dessert

紫米甜粥

4人份

樂活食材

❶ 紫米100公克
❷ 牛奶50毫升

舒緩
月經痛！

清爽調味料

❶ 冰糖50公克

素食新煮張

1 將紫米洗淨泡水2小時，使其軟化。

2 在鍋中倒入4碗水，煮沸後再放入紫米，以中火煮滾後轉小火繼續燜煮約1小時，待湯汁濃稠後加入冰糖調味。

3 將紫米放涼後，置入冰箱冰鎮1小時再食用，此時紫米口感會更有彈性，而食用前加入牛奶拌勻，此甜粥將會更加濃郁。

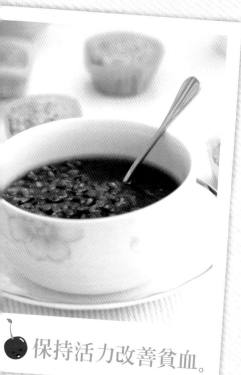

保持活力改善貧血。

關鍵小祕訣

1 這道甜品可依季節調整，冬天時不必放入冰箱，直接食用亦可。

2 如果喜歡香甜的口感，改以椰奶代替牛奶亦可。一般餐廳常以奶精搭配紫米食用，然而奶精是植物油氫化後製成，含有反式脂肪，建議盡量少食用。

3 紫米較不易消化，因此務必泡水並熬煮至濃稠時再用，以免造成腸胃負擔。

Delightful yummy dessert

爆漿花生湯圓

1人份

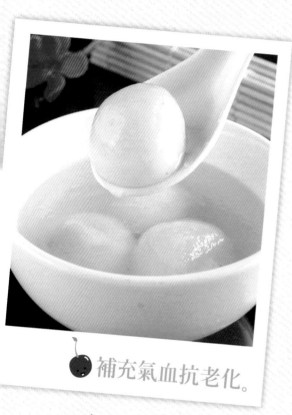

補充氣血抗老化。

樂活食材
❶ 花生粉50公克、糯米粉100公克

清爽調味料
❶ 黃色砂糖60公克
❷ 花生油1小匙

增補
抵抗力！

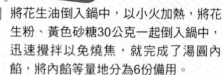 素食新煮張

1 將花生油倒入鍋中，以小火加熱，將花生粉、黃色砂糖30公克一起倒入鍋中，迅速攪拌以免燒焦，就完成了湯圓內餡，將內餡等量地分為6份備用。

2 將糯米粉放入不鏽鋼盆中，加入半碗開水，開始攪拌、搓揉成團。

3 將成形的糯米團等量地分為6份，取1份糯米團，略微壓扁後包入花生餡，搓揉成團，依序製作剩下湯圓。在鍋中加入3碗水，加入剩下的黃色砂糖，煮滾後將湯圓放入，待湯圓浮起，且可見內餡的色澤自湯圓外皮中透出，即可完成。

關鍵小祕訣

1 市售的花生湯圓內餡中可能會含有豬油，若以植物油自行製作可確保不會吃進動物性脂肪。

2 掌握了製作手工湯圓的方法後，變化應用無窮！將花生粉替換為抹茶粉，就是抹茶湯圓；替換為黑芝麻，就是芝麻湯圓，甚至可以變換巧克力可可粉，做一份巧克力湯圓！

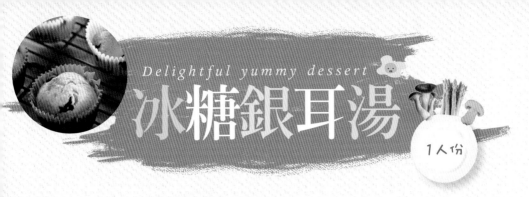

Delightful yummy dessert

冰糖銀耳湯

1人份

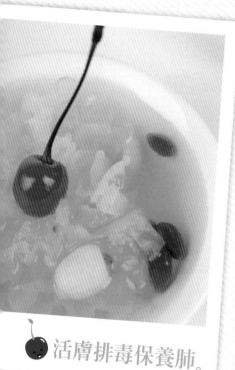

活膚排毒保養肺。

樂活食材

❶ 白木耳（銀耳）50公克
❷ 枸杞5顆
❸ 蓮子20公克

清爽調味料

❶ 冰糖50公克

素食新煮張

1. 將白木耳（銀耳）以清水泡開後去蒂，放入滾水中汆燙一下撈起，切成小片備用。
2. 在鍋中加入4碗水，放入白木耳（銀耳）、冰糖、枸杞、蓮子，以中火加熱至水滾後，轉小火續煮30分鐘即可。
3. 這道甜品適合夏天飲用，可放涼後置入冰箱，需要時再取出食用。

關鍵小祕訣

1. 白木耳（銀耳）有潤澤肌膚、養顏美容的功效，而枸杞能補充氣血，是一道相當適合女性的養顏美味甜品。
2. 如果家中有紅棗、桂圓，亦可加入這道甜品中，不僅味道十分相融，也能讓湯品更加豐富。

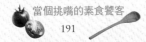

當個挑嘴的素食饕客

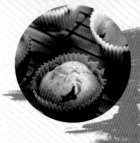

Delightful yummy dessert

排毒綠豆湯

4人份

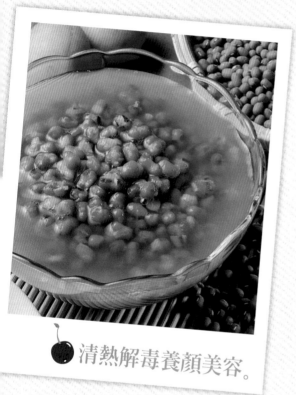

清熱解毒養顏美容。

🍶 樂活食材

❶ 綠豆100公克

抗衰☆
又防老！

清爽調味料

❶ 冰糖或黃色砂糖50公克

素食新煮張

1. 綠豆洗淨並泡水15分鐘，挑出浮在水面上、重量不足的豆子。
2. 將綠豆放入電鍋中，依照煮飯的方式加入適當的水量，將綠豆蒸熟。
3. 在鍋中倒入4碗水，並加入冰糖或黃糖，煮沸後嚐嚐味道是否夠甜或太甜。
4. 將蒸好的綠豆加入鍋中，以中火煮沸後轉小火慢煮約30分鐘即可。

關鍵小祕訣

1. 這道甜品可視個人口味加上芋圓、粉圓等調整，是一道可豐可儉的甜品。
2. 如果不急著食用，煮好後可靜置約1小時，讓綠豆湯更入味。
3. 這道甜品可在夏天時節放涼後置入冰箱當作冰品，冬天時熱熱地喝，甚至可在步驟4加入少許薑片，增添暖意。

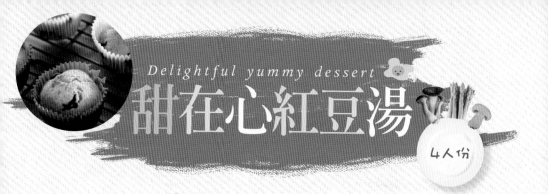

Delightful yummy dessert

甜在心紅豆湯

4人份

補血
減壓力!

樂活食材
❶ 紅豆100公克

清爽調味料
❶ 冰糖或黃色砂糖50公克

素食新煮張

1 將紅豆洗淨後泡水15分鐘,挑出浮在水面上、重量不足的豆子。

2 把紅豆放進鍋中,加入3碗水,以中火煮滾後,倒掉鍋中的水,以去除澀味。

3 在鍋中倒入4碗水,同時加入冰糖或黃糖,水滾後轉小火熬煮1小時即完成。

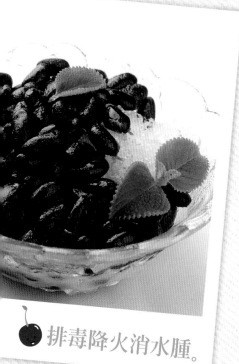

 排毒降火消水腫。

關鍵小祕訣

1 如果不急著食用,熄火後靜置1小時,或是放涼後置入冰箱,隔天再食用,紅豆湯將會更入味、好喝。

2 這道甜在心紅豆湯不論是冬天或夏天皆適合飲用,同時加入芋圓、粉圓、粉粿,使其更加分,亦可在食用前淋上約50毫升的牛奶或椰奶,增添香醇風味。

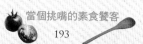

當個挑嘴的素食饕客

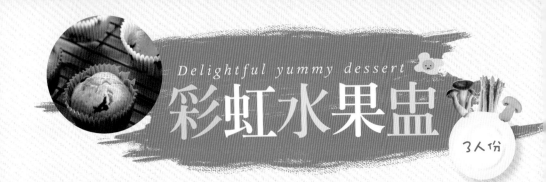

Delightful yummy dessert

彩虹水果盅

3人份

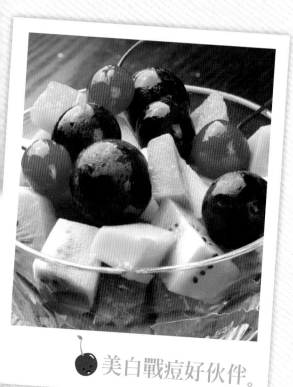

美白戰痘好伙伴。

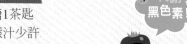
樂活食材
1. 柳橙、奇異果、脆桃各1顆
2. 蘋果1顆、櫻桃5顆
3. 瓜類水果如西瓜、香瓜等100公克

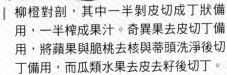
清爽調味料
1. 果糖1茶匙
2. 檸檬汁少許

代謝
黑色素!

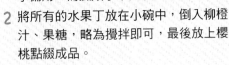
素食新煮張

1. 柳橙對剖,其中一半剝皮切成丁狀備用,一半榨成果汁。奇異果去皮切丁備用,將蘋果與脆桃去核與蒂頭洗淨後切丁備用,而瓜類水果去皮去籽後切丁。

2. 將所有的水果丁放在小碗中,倒入柳橙汁、果糖,略為攪拌即可,最後放上櫻桃點綴成品。

關鍵小祕訣

這道食譜的水果食材沒有限定,可以任意變換,但以當令的水果食材為宜,而富含香氣的水果,如鳳梨、芒果格外適合。如果能留意顏色搭配,讓水果盅富含各種色彩,視覺效果將更能引發食慾。

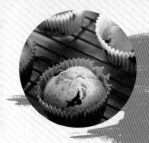

Delightful yummy dessert

巧克力鍋

1人份

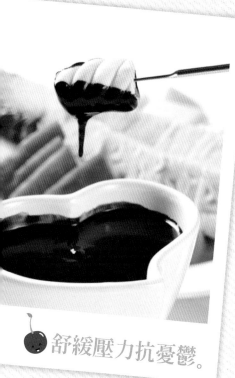

舒緩壓力抗憂鬱。

樂活食材

❶ 黑巧克力1包（甜度視個人口味而定）
❷ 蛋奶素可食的小餅乾5片、棉花糖3個
❸ 蘋果1顆、香蕉1條、奇異果1顆

清爽調味料

❶ 柳橙汁2大匙、檸檬汁少許
❷ 牛奶50毫升

保持
好心情！

素食新煮張

1 將蘋果去核與蒂頭切成塊狀，香蕉切塊，奇異果切片備用。

2 黑巧克力切碎，以隔水加熱的方式融化巧克力，接著加入牛奶，攪拌均勻後，再倒入橘子汁。

3 以叉子或長竹籤叉取水果，沾取融化的巧克力醬汁食用；而小餅乾可直接沾取巧克力醬汁。亦可在裝巧克力醬汁的器皿下方，放置小燭台，讓巧克力醬汁能維持液態與熱度。

關鍵小祕訣

1 小餅乾、棉花糖或任何含糖量較低的小點心，都可以在巧克力鍋中食用。

2 任何水果都可以搭配這款巧克力鍋，讀者可視季節當令水果而定。舉例來說，如果是在草莓盛產季節，不妨以草莓搭配食用，其他漿果類水果亦很適合。

3 可將蘋果泡入檸檬汁避免氧化發黑。

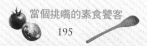

當個挑嘴的素食饕客

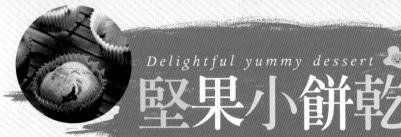

Delightful yummy dessert

堅果小餅乾

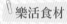 1人份

樂活食材

❶ 蛋奶素可食的鬆餅粉150公克
❷ 雞蛋1顆、葡萄乾少許
❸ 任意種類堅果30公克

補腦 ✿
抗氧化！

清爽調味料

❶ 無鹽奶油30公克

🍴 素食新煮張

1 無鹽奶油置於室溫中軟化，接著加入雞蛋與鬆餅粉，拌勻後揉成麵團。

2 將葡萄乾撕碎，而堅果以湯匙壓碎，倒入麵團中攪拌均勻。並以保鮮膜包起來，放入冰箱冷藏30分鐘。

3 30分鐘後將麵團取出，取一小坨並壓平，使麵團厚度約為0.3公分，依序將整個麵團分為數個餅乾麵團。

4 將餅乾麵團放在烤盤上，放入預熱為100℃的小烤箱烘烤7分鐘。烤完後，待餅乾冷卻即可上桌！

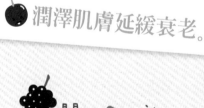

潤澤肌膚延緩衰老。

關鍵小祕訣

1 這道食譜運用鬆餅粉來製作餅乾，簡化了食材與麵團的發酵程序，並利用鬆餅粉的調味，來降低調味料的使用。

2 堅果中所含的亞麻油酸，是一種人體必需的脂肪酸，不僅能夠強健身體，還能使肌膚潤澤有水分。

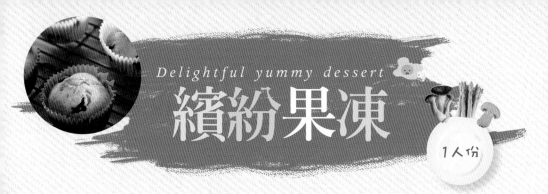

Delightful yummy dessert

繽紛果凍

1人份

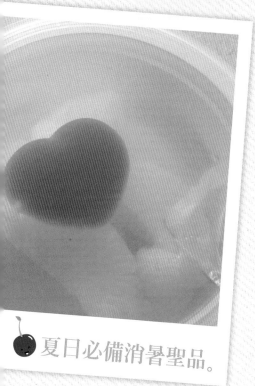

夏日必備消暑聖品。

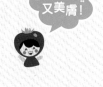

滋潤又美膚！

樂活食材

❶ 蛋奶素可食的果凍粉3公克
❷ 橘子1顆
❸ 蘋果1/2顆

清爽調味料

❶ 柳橙汁50毫升

素食新煮張

1. 將橘子去皮後剝成數瓣，而蘋果去核與蒂頭並切丁，放入預備裝盛果凍的碗狀器皿中備用，且容器必須能夠耐熱。

2. 將2碗水倒入鍋中，煮沸後轉小火加入果凍粉，需持續攪拌以免燒焦。

3. 當果凍粉越煮越濃稠以後，加入柳橙汁，攪拌均勻後熄火，倒入裝有橘子與蘋果丁的容器中，放涼後即可放入冰箱，待食用再取出。

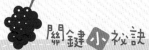

關鍵小祕訣

1. 柳橙汁以新鮮果汁為宜，如果使用市售果汁亦可。通常市售的果凍粉已有甜味，可視個人口味再添加砂糖，或者用其他果汁取代柳橙汁，製作出不同顏色的果凍。

2. 不一定要使用橘子與蘋果丁，也可改以取得方便的水果來替代。

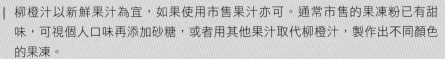

當個挑嘴的素食饕客

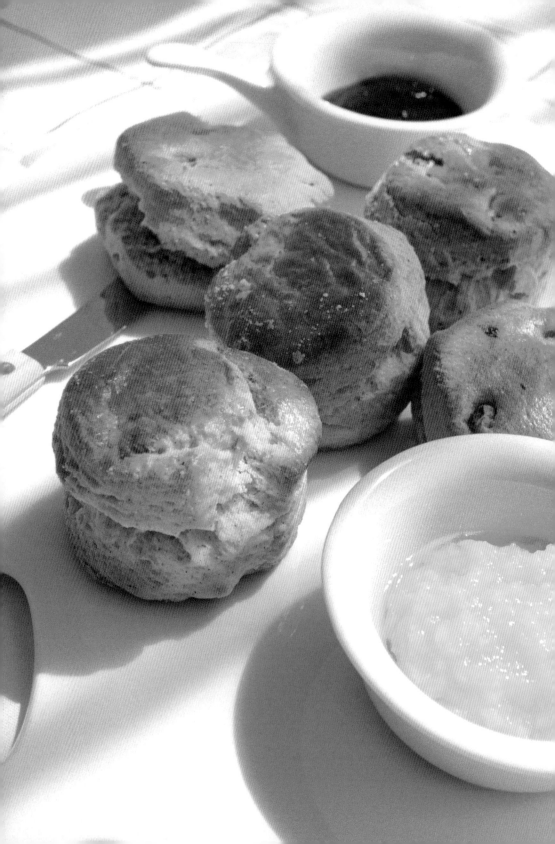

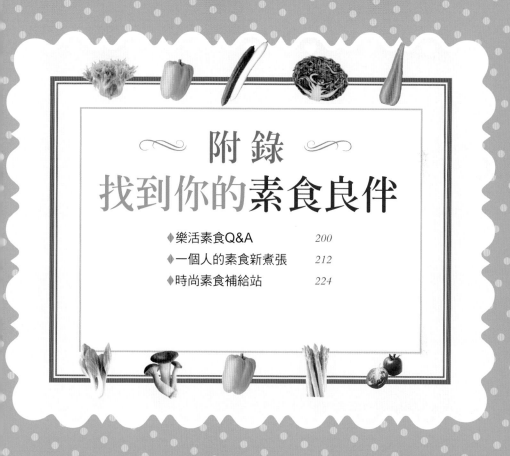

附 錄
找到你的素食良伴

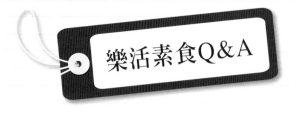

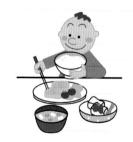

樂活素食Q&A

　　從葷食到素食是飲食行為的改變，因此對生活影響至深，而從葷食轉變為素食的過渡階段，是素食者心中疑惑最多、最容易放棄的時候，因此，本單元列出20個與茹素相關的問題，希望能夠協助有心施行全面蔬食的讀者，安心地展開素食新生活，並且享受蔬食生活帶來的健康與樂趣。

　　在吃素的過程中，只要是與健康有關的問題，若是心中有任何疑慮，或是身體出現任何異狀，一定要請教營養師與醫師，同時記得定期進行健康檢查，切忌道聽塗說，才能確保健康且快樂的生活！

Q1：如何開始吃素？

　　A1 開始吃素其實不難，只要以循序漸進的方式，逐漸減少肉類的食用量即可。首先，可嘗試鍋邊素與方便素，或是一天只吃一餐素食，然後逐步增加素食的比例，再以蛋、豆類

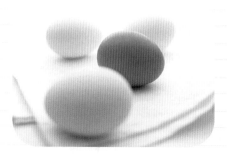

補充蛋白質攝取量。即使你不打算茹素，只是想降低肉食的份量，也建議你以循序漸進的方式降低肉量，以免一開始不習慣，突然出現渴望大口吃肉的念頭，而又破戒大量吃肉，反而無法建立起好習慣。

Q₂ 吃素者可飲酒嗎？

A₂ 一般因為宗教因素茹素的朋友，是不能喝酒的。不過，酒類依定義而言，是素食，它是植物如穀類或水果類發酵而成，只是要留意釀酒過程中是否加入了動物性成分的明膠作為沉澱劑。

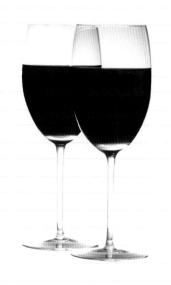

因此，如果不是由於宗教因素而吃素的朋友，沒有特別限定不能飲酒，甚至可以酒入菜，添加香氣。但是大量飲用酒類，將有害健康，根據研究顯示，過量飲酒與腸胃疾病、癌症、肝臟疾病有關，可能會導致酒精中毒。大家經常聽到「睡前喝酒較好睡」等言論，由於肝臟行氣的時間是晚間十一點至凌晨一點，也就是一般喝睡前酒的時間，如果稍微喝多了很容易傷肝。有鑑於此，為了良好的健康，不建議你長期且大量地飲酒或是依賴酒精。

Q3 運動員或體力消耗量大的人，可以茹素嗎？

A3 運動員或體力消耗量大的人，需要攝取較多的熱量與蛋白質，其中熱量來源以碳水化合物為主，而碳水化合物幾乎都是植物性食材，因此，只要確認能攝取足夠的熱量與蛋白質，採用蛋奶素的茹素方式，並多樣且混合地攝取各種堅果與豆類，從理論上而言，運動員要茹素是沒有問題的，只是必須視個人體質差異來探討適不適合。

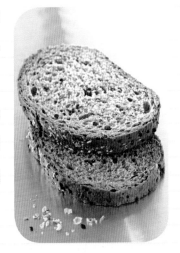

歐美國家中有不少茹素的運動員，反而是華人運動員極少有素食者。但由於運動員或體力消耗量大的朋友，屬於較特殊的情況，建議茹素前務必先徵詢醫師與營養師的意見。

Q4 剛開始茹素容易餓，怎麼辦？

A4 很多剛開始茹素的朋友，或是原本每天大魚大肉卻打算開始降低肉食量的朋友，可能會遇到一種情況，就是很容易感到肚子餓，怎麼吃都吃不飽，似乎只有吃到肉才會有飽足感，讓剛開始茹素，或初期減少肉食的朋友非常困擾。這是因為從肉食改至素食，熱量攝取減少之故，你可以檢視自己的飲食內容，不要瞬間減少攝取熱量，造成體力不濟而適應不良，最後無法再堅持下去。

在這個階段，建議你準備一些不含過多加工物的小點心，例如：水果、蘇打餅乾、堅果、素包子、麵包、脫水蔬菜等，適時地滿足一下口腹之欲，相信你能平安又愉快地度過這個階段。

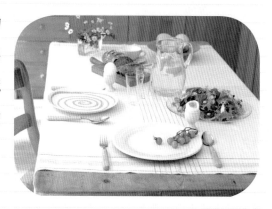

Q_5 吃素者脾氣會不會變好？

A_5 「素食者脾氣很好」是許多人對素食朋友的刻板印象，也有不少人認為脾氣變好是茹素的附加好處，然而沒有研究數據可以明確地支持這項論點，只是國內多數素食者的茹素動機是宗教因素，而有虔誠宗教信仰的教友，大多較能控制脾氣，但如果想要修身養性，還是直接從改變觀念與心態開始，會比吃素來得更有效！

Q_6 素食者如何配合親友同事的團體聚餐？

A_6 如果你不是因為宗教戒律而茹素，配合吃肉邊菜，較能降低親友同事的不便，且對社交生活的影響力降至最低。如果無法吃肉邊素，可以向主辦人說明，並提議於自助式餐廳用餐，如此一來，葷食者與素食者可以各取所需，也不需要麻煩餐廳另外準備素食餐點，或是擔心餐廳沒有供應素食。

此外，你也可以事先向聚會主辦人打聽看看，餐廳是否有素食，並事先知會餐廳，請對方配合製作素食，通常餐廳會給予客人方便，額外製作素食餐點，而溝通過程只要有耐心且口氣溫婉，相信不論是聚會主辦人，或是餐廳方面，都很樂意配合。此外，平常不妨留意一些可以同時滿足葷素食者的好餐廳，主動提供給主辦人，對於社交生活的不便性可降至最低。

Q7 如何說服家人一起吃素？

A7 茹素與否，其實是個人的選擇，如果不是因為宗教因素考量，不需要特別勉強家人一同茹素，若是家人堅持不茹素，較不建議與家人

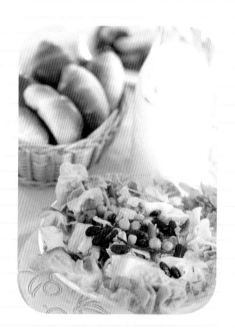

為此爭執，而是循序漸進地介紹吃素的益處，並且留意家人是否攝取過量肉食，適時地勸告其降低肉食比例，並告知肉食過量的害處。

家庭成員中，如果身體狀況較特殊，或者處於成長期、懷孕期、哺乳期、更年期或老年期等特殊生命階段時，如果要全面茹素，建議向醫師或營養師諮詢是否適當，並留意特殊注意事項。

$\mathbf{Q}_8$ 自己吃素，婚後另一半或公婆不肯茹素，怎麼辦？

$\mathbf{A}_8$　婚姻是兩個家庭的結合，因此在婚前就需要溝通好，婚後如果與上一代同住時，飲食由誰負責準備？茹素的媳婦，無法準備葷食給公婆，是否有什麼方法解決？如果無法料理葷食，公婆又不能接受全面素食時，可以事先溝通好，由媳婦另外購買葷食給公婆食用，或是媳婦準備大部分的餐飲，而公婆如果想要吃肉，可以自行準備或購買。

$\mathbf{Q}_9$ 寵物能和主人一起茹素嗎？

$\mathbf{A}_9$　寵物也是家人的一份子，常見的寵物中，兔子、天竺鼠所吃的食物是植物食材，而較有爭議的就是被認為是肉食性動物的貓與狗了。坊間有販售素食的動物飼料，調整營養素配方，較能符合動物需求，只是價格較高昂，飼主必須自行評量能否負擔。

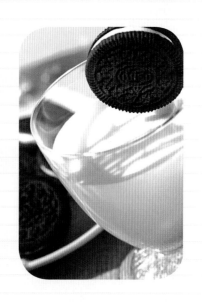

　　如果因為宗教因素，或是聞到飼料的肉味會感到不適，而必須讓寵物一同茹素，還是以配方飼料為主，幼犬或幼貓可以食用退冰的牛奶，不宜直接使用人類吃剩的飯菜，以免過鹹而造成寵物腎臟的負擔，也不能餵貓狗吃甜食，以免造成寵物

得糖尿病，巧克力、洋蔥、菇類、生蛋則是貓狗不宜吃的食物。假如寵物吃了你餵食的食物有嘔吐、腹瀉等反應，務必帶著牠們就醫。一般而言，若要讓寵物與主人一起茹素，為了寵物的健康，建議你向可信賴的獸醫師，諮詢並確認寵物可否茹素，以及禁止食用的項目。

Q10 素食午餐餐盒如何準備？

A10 家中如果有上班族或學齡兒童、青少年，為了能方便地享用午餐，可能需要準備素食午餐餐盒，但是一般公司與學校以蒸飯箱加熱餐盒，長時間、高溫度的加熱會讓菜色變色而失去美味，該怎麼辦呢？

準備素餐盒時，盡量避免葉片較薄的葉菜，如空心菜、番薯葉等，多採用青江菜、高麗菜、綠花椰菜、豆莢類、根莖類等經得起高溫加熱的蔬菜，烹調時不要煮得過熟，只要湯汁沸騰、調味略入味即可盛起，同時盡量避免使用前一天的晚餐當作第二天的午餐，以免青菜經過兩次加熱，喪失營養與口感。

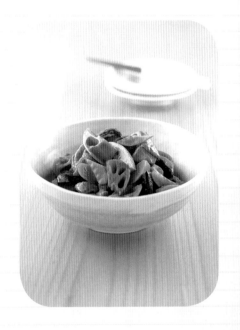

在配菜上可搭配多種蔬菜，視覺上較為討喜。除了蔬菜以外，別忘了

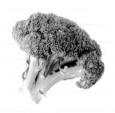

加上蛋類、豆腐類食材製作的料理，因為這些料理不僅經得起加熱，也能補充蛋白質，可說是午餐便當良伴呢！

Q11 吃素後，聞到肉味容易噁心，怎麼辦？

A11 許多吃素一段期間的朋友，都會有「聞到肉味就不舒服、想吐」的生理反應，反應的強烈度依個人體質而異。此外素食朋友最害怕的，往往就是以為自己正在吃素食，沒想到食物中含有肉類成分，而感覺到想吐或不舒服。為了避免前述的情況，在購買餐點或是點餐時，如果不是在素食店，最好能向店員確認一下，例如：湯裡是否含肉汁、大骨或魚肉，或是確認是否有素食可食用，以免發生買了食物不能吃，不吃又浪費的窘境。

Q12 如果突然想吃肉怎麼辦？

A12 通常是剛開始茹素，或是突然降低肉食比例的時候，會特別想吃肉食。這時如果跑去吃肉，就無法堅定信念、堅持健康的飲食習慣。這時候可以吃點素食的油炸物、滷味、涮涮鍋，在這段時間，會比較依賴素料，只要不過量，可以適時地吃一些，讓自己具有飽足感，過了最初的適應期即可。

Q13 吃素一段時間後，如果回到葷食生活，會怎麼樣呢？

A13 從葷食者變成素食者時，身體會有段時期不甚適應，同樣的，從素食者回歸到葷食者時，身體也會有所抗拒，很多茹素一段時間的朋友，一吃肉就會腹瀉，因此很難再回到肉食生活，而通常茹素多年的朋友，感受到素食的益處，往往無意再回到肉食生活。如果有特殊緣由，或是因為身體因素，不得不回歸葷食生活，建議也是採用循序漸進的方式，慢慢增加肉類的份量至正常量，烹調方式要清淡一些，讓身體逐漸地習慣葷食。

Q14 素食者是否要補充營養品？

A14 如果是生理機能正常且健康的成年人，能在飲食中取得所需營養品是最好的，而成長時期的兒童、孕婦、授乳婦女與老年人，可能要注意是否需補充額外的營養素，例如：孕婦往往需要額外補充葉酸製劑。其實各年齡層與生命期所需要的營養素，可參考衛生署「國人膳食營養素參考攝取量（Dietary Reference Intakes，DRIs）」查詢系統網址：http://www.fda.gov.tw/files/site_content/國人膳食營養素參考攝取量.xls，以取得最詳盡的資料。

Q15 吃素會不會降低體力？

A15　吃素並不會降低體
力，而營養不均衡、不正常的作
息、不健康的生活環境，才會讓
人降低體力，因此，如果能依照
本書所提示的營養觀念與健康飲
食方法，在一般正常人的情況
下，是不會降低體力的。如果你

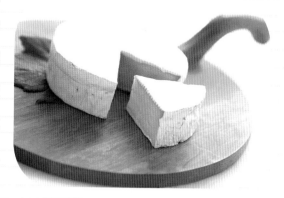

開始茹素後有體力降低的情形，就必須檢視自己蛋白質、熱量是否攝取
足夠，同時要特別注意維生素B12的攝取量，最好能採用蛋奶素的茹素型
態，而必要時建議向醫師與營養師諮詢。

Q16 吃素後手腳冰冷怎麼辦？

A16　手腳容易冰冷的人必須維持身體的溫暖，別吃生食、冰品，
以及少吃瓜類、白蘿蔔、竹筍，並且進行適度的運動、按摩、泡腳。手
腳冰冷的原因有很多種，如果是原本就很怕冷的人，可多喝薑母茶、桂
圓紅棗茶等飲品，如果並非原本就怕冷的人，而且是吃素以後才出現手
腳冰冷的情況時，建議尋求中醫師的協助。

Q17 吃素可以減肥嗎？

A17 能否減肥，是看「吃進去的熱量」是否低於「用掉的熱量」，因此，健康的減肥方式──少吃、多運動、提升基礎代謝率。如果你吃素卻吃得很油膩，除非活動量大，否則想減肥是相當困難的。相反地，如果吃得很清淡，即使是葷食，也能順利地減肥。

Q18 素食者一天可吃幾顆蛋？

A18 雞蛋是蛋奶素食者的主要蛋白質來源，然而「一天可以吃幾顆蛋」在食品營養界始終有爭議，有人認為雞蛋含有高膽固醇，會增加心血管疾病風險，因此不宜多食，但也有研究者反對此論點。

不過，從營養均衡的觀點來看，一位成年人一天需要約四份蛋白質，除了雞蛋，還有豆類與豆製品可作為蛋白質來源，因此，一天吃一至二顆蛋，對於健康的成年人而言是合宜的，不過每日的雞蛋攝取量勿超過三顆。值得注意的是，現在因為禽流感問題，雞蛋的烹調方式對健康有更直接的影響，故吃雞蛋時建議不要生食，以烹煮至全熟為宜，才能避免感染人禽共通疾病。

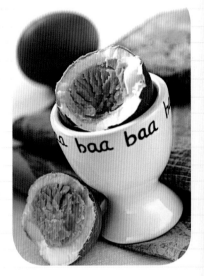

Q19 茹素者可以捐血嗎？

A19 　根據台灣血液基金會的規定，只要是17～65歲，男性體重五十公斤、血紅素十三公克百分比以上，女性體重四十五公斤、血紅素十二公克百分比以上，沒有感染各種血液傳染病與身體不適的朋友，就可以捐血。若是符合標準的茹素朋友，可以安心捐血，而捐血後，別忘了立即補充水分，以減輕捐血後的不適感，同時要補充蛋白質、鐵質、維生素B12與維生素C，以迅速補血。

Q20 因為吃素習慣，無法適應職場上的應酬文化，怎麼辦？

A20 　素食者在應酬時，因為應酬場合的餐點，不外乎都是大魚大肉，甚至還得抽菸喝酒。如果工作上需要與客戶和長官應酬，可以不用勉強吃全素，吃方便素、鍋邊菜即可。其實溫和而委婉地告知對方自己所堅持的飲食習慣，通常客戶或長官不會予以為難。如此一來，也可避免因為應酬而傷害自己的身體健康，最重要的是，不論是任何類型的工作，強化工作能力、提升服務品質，才是經營職場生涯的正確方式，光靠交際應酬並非長久之道。

一個人的素食新煮張

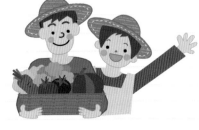

　　誰說一個人不能在家裡享受美食，誰說一個人只能在家吃泡麵，誰說一個人只能到超商買微波食品？

　　在許多人的印象中，一個人很難準備飯菜，因為菜色不豐富、營養不均衡、懶得清理廚房等原因，導致人們不喜歡獨自做飯，其實一個人也可以好好吃、健康吃、簡單吃，只要願意多花些時間做菜，一個人也可以吃得很豐盛。以下我將會列出18道屬於茹素者的獨享食譜，讓讀者輕鬆實踐一個人的素食新煮張。

輕盈法式沙拉　一人份

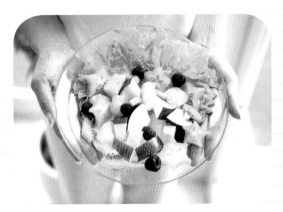

材料：
西洋芹1支、甜豆莢5個、番茄1/2個、杏仁片1大匙。

調味料：

法式沙拉醬兩大匙。

做法：

❶ 洗淨西洋芹，將其切粗段後再切成細長條；甜豆莢撕去老筋後切成小片，最後將番茄去蒂後切片。

❷ 將烤箱預熱至160℃，把杏仁片放入烤箱，烘烤至略呈金黃色且散發出香味，取出放涼。

❸ 將前述的蔬果擺盤，淋上法式沙拉醬後，撒上烤過的杏仁片即可。

爽口芝麻蘆筍　一人份

材料：

蘆筍10支、炒過的白芝麻1小匙。

調味料：

芝麻醬2大匙、昆布醬油1/2大匙、香油1小匙。

做法：

❶ 蘆筍洗淨後，以削皮刀削去根部的老皮，放入滾水中汆燙，直到蘆筍變成翠綠色，立刻撈出泡入冷開水中，降溫後取出並且瀝乾，再切成長段排入盤中。

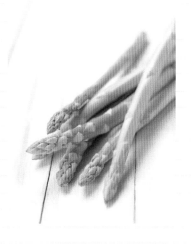

❷ 將芝麻醬、昆布醬油、香油等放入小碗中調勻，撒上炒過的白芝麻即可。

炒茴香豆乾 一人份

材料：
豆乾6片、茴香1小把、紅辣椒少許。

調味料：
橄欖油1大匙、鹽、胡椒少許。

做法：
❶ 將豆乾洗淨，並切成絲；洗淨茴香，切寸段；洗淨紅辣椒，去蒂及籽後切成絲。
❷ 在鍋中倒入1大匙橄欖油，放入豆乾炒至金黃色，然後放入茴香快炒，起鍋之前加入調味料和辣椒絲，盛入盤中即成。

透心涼拌麵 一人份

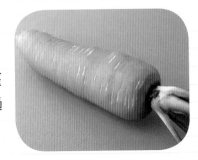

材料：
細麵條120公克、香菜2株、芹菜1株、胡蘿蔔50公克、小黃瓜50公克、紫菜1張、炒過的白芝麻1大匙。

調味料：
鹽1/2小匙、白胡椒1/3小匙、醬油1/2大匙、香油1/2小匙

做法：
❶ 將細麵條放入滾水中煮熟，撈出並泡入冷開水，冷卻後瀝乾水分；調味料放入小碗中調勻。
❷ 香菜洗淨之後摘下葉片做好準備，將芹菜洗淨摘除葉片後切小段，紫

菜以剪刀剪成細絲。

❸ 把胡蘿蔔、小黃瓜洗淨後，將胡蘿蔔去皮，以刨絲器刨成細絲。

❹ 鍋子當中倒入1大匙油，接著放入芹菜、胡蘿蔔、小黃瓜，中火炒熱後盛入大碗，最後加入其他料理與調味料一起拌勻。

涼拌冬粉　一人份

食材：

冬粉1人份，胡蘿蔔、菠菜、豆皮、木耳、高麗菜30公克，乾香菇2朵，玉米筍、甜豆莢20公克，白芝麻、老薑少許。

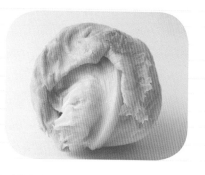

調味料：

醬油、味醂、醋、素豆瓣醬1匙。

做法：

❶ 將冬粉泡水10分鐘瀝乾備用。

❷ 將胡蘿蔔、木耳、豆皮、玉米筍洗淨切成長條狀。乾香菇泡水10分鐘後瀝乾，菠菜洗淨。老薑洗淨去皮並切成小塊，甜豆莢去筋，菠菜則切為小段。將甜豆莢與菠菜分別入水燙熟後，撈起瀝乾備用。

❸ 以植物油將老薑爆香後，加入胡蘿蔔、木耳、豆皮、玉米筍、乾香菇拌炒。加入醬油、味醂、素豆瓣醬等調味料，並酌量加水至略微蓋過所有的食材。待水滾後，加入冬粉一起烹煮，至湯汁收乾時盛盤。

❹ 最後加上甜豆莢與菠菜，並淋上醋攪拌均勻，最後撒上白芝麻點綴並增加香氣，就是一道配料豐富、非常有飽足感的涼拌冬粉。

韓風紅白雙絲 一人份

食材：
白蘿蔔、胡蘿蔔100公克。

調味料：
糖、醋、鹽、醬油；素高湯粉各1大匙。

做法：

❶ 將胡蘿蔔與白蘿蔔分別切成細絲。

❷ 滾水中加入素高湯粉，汆燙胡、白蘿蔔後撈起，放入冷開水中冷卻後撈起瀝乾，胡、白蘿蔔不可汆燙至過於熟軟。

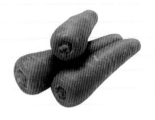

❸ 將汆燙好的胡、白蘿蔔絲放入碗中，加入糖、醋、鹽、少許植物油等調味料攪拌。你可以戴上料理用的透明塑膠手套，以手充分攪拌胡、白蘿蔔絲，並擠榨出多餘的水分，可以製作出更入味的涼拌菜。

❹ 將水分倒掉後，撒上少許白芝麻，即完成了韓風紅白雙絲。

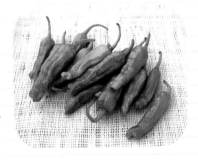 **翡翠銀芽涼拌菜** 一人份

食材：
青江菜、豆芽菜100公克，辣椒1個。

調味料：
素高湯粉、胡椒、鹽1匙，香油、素蠔油少許。

做法：

❶ 青江菜洗淨後摘除底部蒂頭，切成一口的小段，並將辣椒切絲備用。

❷ 滾水中加入素高湯粉，將青江菜與豆芽菜分別入水汆燙後撈起，置入冷開水中冷卻後，並充分地瀝乾。汆燙時間依個人口感而定，如果喜歡清脆的口感，則汆燙時間不可過長。

❸ 將青江菜、豆芽菜、辣椒絲放入碗中，加入鹽、胡椒、素蠔油與香油，攪拌均勻，即完成這道紅綠白相間的翡翠銀芽涼拌菜。

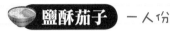 **鹽酥茄子** 一人份

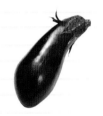

材料：
茄子1條、芹菜5公克、薑5公克、紅辣椒1/2支。

調味料：
鹽、胡椒少許。

做法：

❶ 將茄子洗淨之後去蒂，切成塊狀，放入熱油中炸約1分鐘，撈起後瀝乾油分；並將芹菜、薑、紅辣椒均洗淨切成末狀。

❷ 在鍋中倒入1大匙油燒熱，並放入芹菜末、薑末和紅辣椒以中火爆香，最後加入茄子快速翻炒，起鍋前再以胡椒鹽調味即成。

綿密南瓜粥 ─ 人份

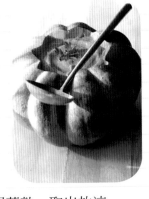

材料：
南瓜250公克、松子1小匙。

調味料：
蜂蜜1大匙。

做法：
❶ 南瓜洗淨後、去皮後切塊，排入盤子再放進電鍋蒸熟，取出放涼。
❷ 將蒸熟的南瓜放入果汁機中，加入少量的冷開水與蜂蜜，攪拌均勻後倒入杯中，可依自己的喜好加上點綴的香料、調味料。

 鹹蛋炒苦瓜 ─ 人份

材料：
鹹蛋1顆、苦瓜1個、紅辣椒1支。

調味料：
香油1/2小匙。

做法：
❶ 將苦瓜洗淨，去皮及籽後，以湯匙將內面白膜刮除，並切成細條狀，放入滾水中汆燙變爲翠綠色，撈出沖水冷卻，再瀝乾水分。
❷ 剝去鹹蛋的外殼，稍微切碎；同時將紅辣椒洗淨，去蒂與籽後切末。
❸ 在鍋中倒入2大匙油燒熱，並放入紅辣椒末與鹹蛋以中火炒出香味，加入苦瓜與1大匙水拌炒至水分收乾，最後淋入香油炒勻即可。

味噌炒龍鬚 一人份

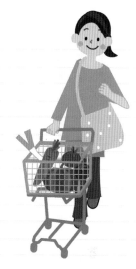

材料：

龍鬚菜100克。

調味料：

味噌2大匙、素高湯或水4大匙、鹽適量、
米酒1小匙、香油1小匙。

做法：

❶ 洗淨龍鬚菜後，切段。將味噌、米酒、素高湯或水放入小碗中調勻。

❷ 在鍋中倒入1大匙油燒熱，接著放入龍鬚菜，以大火快炒至變色，加
　入調勻的味噌以中火炒熟，再用鹽調味，最後淋上香油炒勻即可。

咖哩馬鈴薯 一人份

材料：

馬鈴薯1個、胡蘿蔔1/4根、奶油1大匙

調味料：

咖哩塊60公克、水3杯。

做法：

❶ 將馬鈴薯、胡蘿蔔兩者洗淨，去皮切成小塊（切小塊一點比較容易煮
　熟），再放入滾水汆燙約5分鐘，撈起。

❷ 將咖哩塊與馬鈴薯、胡蘿蔔放入鍋中，並加入3杯水，以中火煮開
　後，再轉成小火續煮10分鐘，煮至所有材料熟軟即可。

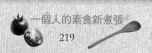

嫩煎杏鮑菇 一人份

材料：
杏鮑菇200公克、香菜5克。

調味料：
鹽、胡椒少許。

做法：
❶ 洗淨杏鮑菇後，將其對半切；並將香菜洗
　淨、切末。

❷ 在鍋子當中倒入1大匙橄欖油，再放入杏
　鮑菇煎至兩面呈金黃色，撒上鹽、胡椒調
　味，盛入盤中，最後撒上香菜末即可。

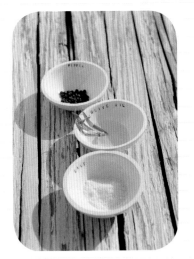

開胃元氣薯來寶 一人份

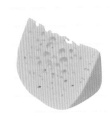

材料：
中型番薯2條、起司1片，素肉鬆、堅果1匙。

調味料：
海鹽1小匙。

做法：
❶ 番薯以烤箱烤熟後去皮切塊。可在前一晚先烤好番薯，將烤熟並切塊
　的番薯放入冰箱冷藏庫中儲存。如果想要儲放久一點時間，需放入冷
　凍庫。

❷ 取出烤盤，鋪上鋁箔紙後放入番薯塊，將起司片放在番薯塊上方，再

撒上素肉鬆與堅果。如果番薯是儲存在冷凍庫，須先將番薯以烤箱或微波爐解凍。

❸ 將番薯放入烤箱加熱至起司溶化，取出撒上海鹽後即可食用。

絲瓜麵線 一人份

食材：

麵線1人份、絲瓜1/2條、乾香菇3朵、枸杞5～10顆、胡蘿蔔50公克、老薑30公克、豆包1/2塊、雞蛋1顆。

調味料：

鹽、素高湯粉、胡椒粉1匙。

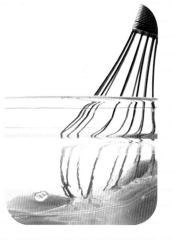

做法：

❶ 乾香菇泡水10分鐘後瀝乾。

❷ 將絲瓜去皮切片，放入鹽水中泡5分鐘，可避免發黑。

❸ 先製作蛋皮，將蛋打成蛋液後，倒入平底鍋中，以小火微煎，如果蛋液起泡，則將泡泡戳破，並左右輕晃鍋子，讓蛋液流動並補滿破洞。待蛋液凝固為蛋皮後盛起，並切成長條狀備用。

❹ 老薑去皮切片，以植物油爆香後，加入乾香菇拌炒。

❺ 胡蘿蔔與豆包皆切成細長條狀，加入鍋中以中火拌炒，由於胡蘿蔔與豆包較耐煮，因此胡蘿蔔略微熟軟後，再加入絲瓜與枸杞。

❻ 絲瓜拌炒出水後，加入素高湯粉與鹽調味，並加入麵線與蛋皮。

❼ 麵線在極短的時間內就會熟軟，需注意火候，以免過於糊爛。

壽喜燒 一人份

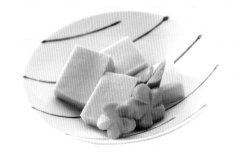

食材：
蒟蒻絲、茼蒿、金針菇50公克，白蘿蔔30公克，豆腐1塊，娃娃菜4棵、乾香菇3朵。

調味料：
醬油2大匙，味醂、素高湯粉1匙。

做法：

❶ 將乾香菇泡水10分鐘後瀝乾。在鍋中加入植物油，以小火拌炒已泡開的乾香菇、醬油、味醂、素高湯粉與清水，熬煮至食材熟透即完成壽喜燒的醬汁，以濾網或濾勺過濾出醬汁來備用。

❷ 把豆腐切成小塊，並將娃娃菜、茼蒿與金針菇洗淨、白蘿蔔切片備用。

❸ 將壽喜燒醬汁煮開，以壽喜燒醬汁替代火鍋湯底，加入所有的食材煮熟即可盛盤，當作一道菜來品嚐。

蔬菜湯咖哩 一人份

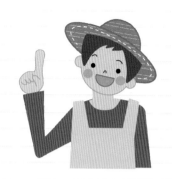

食材：
胡蘿蔔50公克、馬鈴薯1顆，南瓜、豆莢30公克、新鮮香菇2朵，豆皮1片。

調味料：
奶油1小塊，咖哩粉適量或素食咖哩塊1塊。

做法：

❶ 將胡蘿蔔、馬鈴薯、南瓜切成1公分以下的薄片，新鮮香菇去蒂後，外皮切十字備用。豆莢洗淨，豆皮切成小塊備用。

❷ 把奶油放入鍋中後，加入胡蘿蔔與馬鈴薯一同拌炒，再倒入足量的熱水（這道料理介於燴飯與濃湯之間，請視鍋子大小與個人食量估算適當的水量）與咖哩塊熬煮，成為湯咖哩的基礎湯底。

❸ 最後加入新鮮香菇、南瓜、豆莢、豆皮，煮至熟軟即可食用。

玉米素火腿湯　一人份

食材：
甜玉米1罐、素火腿1片。

調味料：
素高湯粉1匙、胡椒少許。

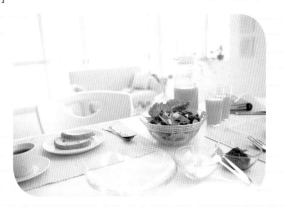

做法：

❶ 將素火腿切丁備用。

❷ 將植物油倒入鍋中，以小火輕輕地拌炒素火腿。

❸ 取另一個鍋子，放入4碗水煮沸，加入炒過的素火腿，並打開甜玉米罐頭，倒入整罐甜玉米，最後加入素高湯粉與胡椒，起鍋前加入少許牛奶即可。

時尚素食補給站

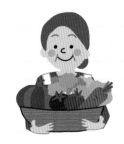

　　因宗教而茹素的朋友，往往有教友或道親的支持鼓勵，可以分享素食新知、交流素食體驗，較不容易感到孤單；因個人健康或心靈環保因素而茹素的朋友，往往不容易遇到志同道合的夥伴，不僅無法交流最新的素食情報，有問題時也不知道向誰請教比較好。幸好在網路發達的年代，國內外素食同好們也紛紛成立網站，相互分享素食情報，即使你身邊沒有一起茹素的家人朋友，也不會覺得孤單了！

　　以下我將介紹各種類型的素食網站，有交流素食觀念與新知情報的網站，讓你素食知識不落人後；針對茹素朋友的料理需求，推薦多個素食食譜網站，以及受歡迎的素食購物網站，讓你的菜單上多更多好料；以及非去不可的正確飲食觀念網站，幫助你了解各種食材的營養素、時時檢視自己的飲食習慣，為健康的生活打下強力的基礎！

電子佈告欄 批踢踢實業坊 Love-Vegetal版

http://www.ptt.cc/bbs/love-vegetal/index.html

網站特色：國內最大的電子佈告欄(BBS)站台也有素食同好的專用看板。電子佈告欄的更新比網站更快速，因此可以得到最新的素食情報，各式地域性的問題也有遍布全省的網友群協助回答，是年輕素食者最常聚集的網路社群。

素易網

http://www.suiis.com.tw/

網站特色：素易網的前身是「素食小館」，以提供素食餐廳資訊為主，後來擴大並變更為「素易網」，並期望日後能成立基金會，可說是非常有規模的素食網站，值得素食者一訪。

「素易網」分為三個區塊：「素易遊」是推廣素食者旅遊的平台，跟著「素易遊」出去玩，就不怕找不到在地素食餐廳了！「素易購」是網路購物商城，有非常多的素食商品可供選擇。「素易食」則為餐館查詢功能。

除此之外，「素易網」還有許多互動功能與聯誼活動，是認識素食同好的好地方。

國際素食協會

http://www.ivu.org/

　　網站特色：國際素食協會成立於一九〇八年，在全球各地推動素食運動，因此國際素食協會的網站有中文、德文、英文、西班牙文、法文、義大利文與葡萄牙文七種版本，欲查詢國外的素食資訊，國際素食協會網站是你一定要運用的工具。

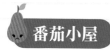 **番茄小屋**

http://www.vegtomato.org/

　　網站特色：番茄小屋是一個由幾位義工合力建造的網站，有精緻的美工、多篇駐站作家的專業文章，包含「原來素食可以這麼好吃」、「聽聽另一種聲音」、「素食者關心的話題」與「生活放輕鬆」等專欄。當中有許多翻譯自國外網站的觀點或資訊，可以說是網路版的素食期刊。

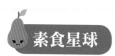 **素食星球**

http://www.vegeplanet.com/

　　網站特色：素食星球是平面與網路雙管齊下的素食媒體，介紹許多與素食相關的資訊與活動。與其他網站不同的是，還可以在網站上得知

哪些藝人、名人吃素，以及他們的新活動、吃素新動態，為素食生活添加更多樂趣！

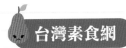

台灣素食網

http://www.vegefoods.com.tw

　　網站特色：台灣素食網是推廣「為環保而吃素」的網站，收集許多與素食相關的環保、健康資訊，也有網路購物商城，方便素食者購買素食食材與日常用品。

衛生署食品資訊網

http://food.doh.gov.tw/foodnew/

　　網站特色：如果你搞不清楚每天要吃多少種蔬果，不知道缺乏哪種維生素會導致哪種疾病，務必瀏覽衛生署食品資訊網的「營養與健康」單元，記得經常拜訪這個網站，隨時掌握與食品健康相關的訊息。

衛生署不合格食品資訊

http://food.doh.gov.tw/foodnew/Unqualified.aspx

　　網站特色：最近有哪些黑心的食品廠商？新聞沒有報導出來的，這個網站通通都有。定時瀏覽不合格廠商名錄與各項檢驗結果，可以幫助你避開有害健康的地雷食品。

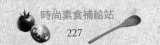

中華民國消費者文教基金會

http://www.consumers.org.tw/

　　網站特色：中華民國消費者文教基金會是一個非營利組織，多年來已成為消費者申訴的主要管道之一，不妨訂閱消基會電子報，了解有哪些黑心食品廠商受到檢舉，為自己的健康把關！

董氏基金會營養教育資訊網

http://www.jtf.org.tw/educate/index.asp

　　網站特色：這個網站是由董氏基金會的食品營養組所設立，網站內容由台灣大學生化學系蕭寧馨教授提供，介紹各種營養素、健康飲食習慣，還有理想體重計算、運動與體重控制的建議，由學者背書，可信度極高，是你免費的營養諮詢顧問，不妨多加利用。

國家網路醫院特殊營養調理區

http://hospital.kingnet.com.tw/nutrition/special.html

　　網站特色：生病時怎麼吃？懷孕時怎麼吃？這時你需要這個由國家網路醫院所設立的網站，依疾病或特殊情況來尋找需要的資訊，例如：腸胃疾病所需的營養調理、懷孕期營養照護、預防癌症等，資料詳實，值得參考。

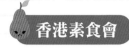

香港素食會

http://www.veg.org.hk/

　　網站特色：香港素食會是一個民間團體，也是非營利組織綠色生活教育基金會的一員。舉辦過許多素食活動、素食烹飪講座並出版刊物，這裡光是「素食的利益」主題文章就有上百篇。而「推介」欄位中還有香港素食地圖，欲前往香港旅遊與出差的朋友們，可多加利用。

香港素食資訊網

http://vegetarian.v-win.com.hk/

　　網站特色：在香港素食資訊網的「香港素餐飲」專區中，有更詳細的香港素食餐廳介紹。此外，網站中也有不少與食品健康、營養學、食品添加物相關的文章，有助於素食者吃得更健康！

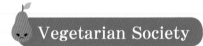

Vegetarian Society

http://www.vegsoc.org/

　　網站特色：Vegetarian Society成立於英國，是一個歷史悠久、深具公信力的素食慈善團體，並推動「Vegetarian Society Approved」標章，網站中還有媒體專區，提供媒體正確的素食知識。

　　Vegetarian Society也致力於推動青少年的健康素食，可供家有青少

年的素食父母參考。

Vegetarian Society還有「送禮給素食者」的專區，幫助非素食者送出貼心禮物給吃素的朋友，避免送錯禮的尷尬與浪費。

Vegetarian Society還教導企業如何開創素食族群的商機，可說是全方位打造對素食者友善的環境。

The Vegetarian Resources Group

http://www.vrg.org/

網站特色：The Vegetarian Resources Group是一個致力推廣素食運動的非營利組織，定期發行「Vegetarian Journal」，在網站中可免費下載過期雜誌的PDF檔案，有心練英語、又想充實素食知識的讀者不妨試試看！

網站中還有「Vegetarian Family」單元，若希望建立素食家庭的人可來看看The Vegetarian Resources Group針對訓練孩童茹素、對小朋友解說茹素原因的建議！

The Vegan Society

http://www.vegansociety.com/home.php

網站特色：「Vegetarian」指一般性的素食者，通常包含蛋奶素；

「Vegan」一詞指完全不沾任何動物成分、動物相關產品的嚴格素食者。The Vegan Society就是嚴格素食者的同好會，提供全素者所需營養與購物知識。

BBC Food頻道素食專區

http://www.bbc.co.uk/food/vegetarian_and_vegan/

　　網站特色：英國的公共電視台BBC網站有與飲食相關的專區，其中「Vegetarian and Vegan」主題下有多篇相關報導，收集了與素食相關的名廚食譜、人物訪談、娛樂新聞與時事評論。

Savvy Vegetarian

http://www.savvyvegetarian.com/

　　網站特色：「Savvy Vegetarian」可翻譯為「素食智慧王」。該網站的成立宗旨就是協助素食者解決素食生活的各種疑難雜症，不論是營養健康，還是素食者與葷食親友的人際關係，例如：拜訪友人的葷食父母、到葷食家庭作客，有哪些該注意的地方，這裡都有專家提供專文為你解答。

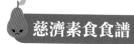

慈濟素食食譜

http://www2.tzuchi.org.tw/cookbook/index.htm

網站特色：慈濟是知名的宗教組織，彙集信眾力量而在網站上羅列了豐富的食譜，除了全素食譜，也有不少蛋奶素食譜。

清海無上師世界會

http://www.godsdirectcontact.com/vegetarian/ch/index-va.htm

網站特色：這是知名宗教組織所設立的網站食譜專區，光是東方料理就有一百二十九道，西式料理也有六十道。

「烹飪ABC」是傳授料理的各種撇步，例如：筍子怎麼煮才能去苦味、如何煮出好義大利麵、如何去除豆腐的特殊氣味，料理新手一定要來練練基本功。

菜根鄉素食館

http://www.savorvg.com.tw/cooking/

網站特色：菜根鄉是知名素食宴席服務提供者，網站中不藏私地大方提供多道素食料理製作方法，內容大多是可家常，也可宴客的菜餚，料理熟手不妨一試。

素食生活網專區

http://www.vegelife.com.tw/make_index.asp

　　網站特色：這個網站中的料理食譜數量雖然不多，但說明極為詳細，是料理新手練功的好所在。此外，網站也販售各種素食食譜，你可根據自己的需求購買一本食譜來慢慢研究。

香港素食會食譜專區

http://www.veg.org.hk/recipes/index.htm

　　網站特色：該網站有道地的素食港式點心、素食廣式料理食譜，讓你學習最懂得吃的香港人，如何發展出精緻的素食文化。想知道非洲薄餅、印度甜點等異國料理的製作方法，看這個網站就對了！

香港品味高國際素食學會

http://www.hightaste.net/recipe.htm

　　網站特色：品味高國際素食學會是一個以舉辦素食烹飪班來推廣素食文化的組織，網站中收錄了不少食譜；亦有不少異國美食食譜，例如：北義大利南瓜球、義式橙薑飲等，讓喜愛烹飪的朋友都會忍不住想要試試身手。

Club O 綠色生活教育基金

http://www.club-o.org/

　　網站特色：Club O的宗旨是綠化當今的人類文明，期許人類盡地球公民的基本責任，並且過簡樸高雅而自在的生活。

網路美食坊

http://www.afood.com.tw/recipe/vegetarian

　　網站特色：這是一個網路食譜專區，收集各種美食食譜，其中素食食譜也有一百多道，相當可觀；還有依口感與製作難度評定的星等，你可以依照自己的喜好與烹飪技巧成熟度，選擇最適合自己的食譜試試。

龜甲萬調味小教室

http://www.kikkoman.com.tw/recipe/recipe_1.asp?CategoryID=2116

　　網站特色：這個網站是由調味料廠商龜甲萬所設立的，收集一百多道素食食譜，標明詳細的製作方法、所需時間與適用人數，非常方便，同時也介紹適合搭配的龜甲萬調味料，對於想吃素又想吃得好的朋友而言，是非常值得參考的簡易家常中式菜餚寶庫。

台灣素食之美

http://formosa.heart.net.tw/vegetarian.htm

網站特色：這是一個介紹台灣觀光之美的網站，從美食、民宿、溫泉、藝文等層面導覽台灣，而美食類中特別獨立介紹素食餐廳。該網站所介紹的素食餐廳都是頗負盛名的美食餐廳，喜愛品嚐美食的饕客們，務必算算看，你已經拜訪過哪幾家，如果沒有吃過其中八成以上的餐廳，不能算是素食美食家喔！

素易食

http://food.suiis.com/

網站特色：「素易食」收集了各種餐廳資訊，可依店名、菜名、地址搜尋適合的餐廳，從高級餐館到素食水煎包等小吃零嘴都有，網友們還可以依口味菜色、服務態度、環境衛生、裝潢氣氛、交通便利等項目，評鑑與推薦餐廳，還有每週人氣排行榜，頗具公信力。此外，在「素易食」還可以下載折價券到特定餐廳使用，有九折優惠或點套餐送飲料等優惠服務，對茹素的美食家們而言非常方便。

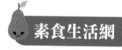

素食生活網

http://www.vegelife.com.tw/restau_index.asp

網站特色：素食生活網的餐廳分類非常細膩，有日本料理、下午茶、歐式吃到飽、便當外送等多種分類，還可以依地區與縣市搜尋，也有素年菜、中秋素月餅等特殊節慶美食，方便素食者依位置與飲食需求，快速找出適合的餐廳。

素食旅遊網

http://veg.travel-web.com.tw/

網站特色：素食旅遊網是「大台灣旅遊網」的一部分，「大台灣旅遊網」是一個以台灣旅遊新聞爲主題的網站，素食旅遊網的資訊呈現是以深度主題新聞的方式作介紹，結合餐廳與週邊景點，是素食者在週休二日安排旅遊的好選擇。

此外，該網站也有多種優惠券供下載列印使用，素食饕客可多加利用。

哇客滿

http://www.wakema.com.tw/food-products/vegetarian-diet-restaurant.htm

　　網站特色：「哇客滿」是一個消費資訊入口網站，收集食衣住行各種領域的店家資訊，儼然是消費指南網站。它的素食餐廳資訊區內容也非常豐富，其中台北市的素食參廳有四百一十三家，數量驚人。除了資料豐富，「哇客滿網站」的餐廳有詳細地圖參照，與朋友約在從未拜訪過的素食餐廳聚會，完全不怕找不到路。

愛評網

http://www.ipeen.com.tw

　　網站特色：「愛評網」是一個消費經驗分享的入口網站，只要在類別欄位中輸入「素食」或更精確的素食類別，就可以找到網站內所有被網友評鑑過的素食餐廳，還可以依地區與價位進階查詢。

　　愛評網相當重視網友對店家的評價，因此有健全的機制鼓勵網友提出餐廳食記，在網站上可以看到網友對各餐廳美味、環境、服務三方面的評價，媒體介紹，以及網友圖文並茂的食記，還有地圖方便你找到餐廳，不怕你找不到餐廳地點！

養生素筆記

養生蔬果食材豐富又安全

　　中華民國中華商業同業公會在全國聯合會一項報告指出，根據《本草綱目》記載，1892種漢方食材中，超過三分之一可搭配台灣當季新鮮蔬果烹調，營養價值高又安全，取得容易，衛生署核准合法的中藥商，全國將近有兩萬家，皆是大眾方便諮詢的對象。

國家圖書館出版品預行編目資料

人人著迷的樂活養生素：自然、無毒、零負擔的素食新煮
張 ╱陳國津 編著
初版—新北市中和區：活泉書坊 2012.06
面；公分；—(健康新亮點13)
ISBN 978-986-271-219-1(平裝)

1.素食　　　　　2.養生　　　　　3.飲食

411.371　　　　　　　　　　　　101007326

徵稿、求才

我們是最尊重作者的線上出版集團，竭誠地歡迎各領域的著名作家或有潛力的新興作者加入我們，共創各類型華文出版品的蓬勃。同時，本集團至今已結合近百家出版同盟，為因應持續擴展的出版業務，我們極需要親子教養、健康養生等領域的菁英分子，只要你有自信與熱忱，歡迎加入我們的出版行列，專兼職均可。

意者請洽：

活泉書坊
地址　新北市中和區中山路2段366巷10號10樓
電話　2248-7896 ext.305 黃小姐
傳真　2248-7758
E-mail ying0952@mail.book4u.com.tw

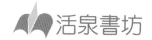

人人著迷的樂活養生素：
自然、無毒、零負擔的素食新煮張

出 版 者 活泉書坊

作　　者 陳國津　　　　　文字編輯 陳顗如

總 編 輯 歐綾纖　　　　　美術設計 李家宜

郵撥帳號 50017206 朵舍國際有限公司（郵撥購買，請另付一成郵資）

台灣出版中心 新北市中和區中山路2段366巷10號10樓

電話 （02）2248-7896　　　　傳真 （02）2248-7758

物流中心 新北市中和區中山路2段366巷10號3樓

電話 （02）8245-8786　　　　傳真 （02）8245-8718

ISBN 978-986-271-219-1

出版日期 2012年6月

全球華文市場總代理 / 朵舍國際

地址 新北市中和區中山路2段366巷10號3樓

電話 （02）8245-8786　　　　傳真 （02）8245-8718

新絲路網路書店

地址 新北市中和區中山路2段366巷10號10樓

網址 www.silkbook.com

電話 （02）8245-9896

傳真 （02）8245-8819

線上總代理 ■ 全球華文聯合出版平台

主題討論區 ■ http://www.silkbook.com/bookclub　　● 新絲路讀書會

紙本書平台 ■ http://www.silkbook.com　　　　　　● 新絲路網路書店

電子書下載 ■ http://www.book4u.com.tw　　　　　　電子書中心(Acrobat Reader)

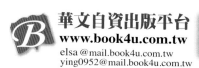

華文自資出版平台
www.book4u.com.tw
elsa@mail.book4u.com.tw
ying0952@mail.book4u.com.tw

全球最大的華文圖書自費出版中心
專業客製化自資出版‧發行通路全國最強！